Wolfgang Todtenhausen

TränenReich

Umschlagbild Karin Guse, siehe auch Danksagungen.

❋

Unserer lieben Julia gewidmet,
die mit neun Jahren starb.
„Sie hat es uns leicht gemacht sie so zu lieben."

❋

Dieses Buch ist aber darüber hinaus allen Kindern
und jungen Erwachsenen gewidmet,
die nie wirklich leben durften
oder einfach viel zu früh von uns gehen mussten.

❋

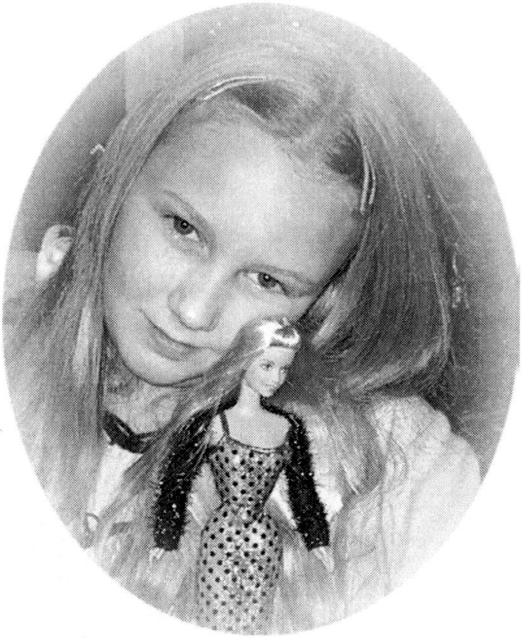

Foto: Weihnachten 2002.

Julia
*** 25.05.1994 – + 09.07.2003**

Wolfgang Todtenhausen

TränenReich

Eine Schilderung der eigentlich unbeschreiblichen Zeit
nach dem Tod unseres Kindes.

Vorwort

Als unsere Tochter so plötzlich und unvermutet starb, stürzten wir in einen tiefen Abgrund der Gefühle und Verzweiflung. Anfänglich umgaben uns sehr viele Menschen, die ihre Betroffenheit zum Ausdruck brachten. Inzwischen ist es ruhiger geworden um uns. Wir waren und sind uns mehr und mehr bewusst geworden, dass die Begegnung mit uns bei anderen Menschen ein "unangenehmes" und auch unsicheres Gefühl hervorrufen kann. In dieser Situation gibt es nicht viele Möglichkeiten. Entweder wir verstecken uns, weinen wenn es niemand sieht, zeigen uns in der Öffentlichkeit nur fröhlich und ausgelassen oder gehen nur im Dunkeln auf die Straße.

Die andere Möglichkeit, wir helfen den anderen Menschen, wenn sie es wollen, uns besser zu verstehen und hoffen darauf, dass es ihnen, aber auch uns mit der Zeit mal besser gehen wird. „Wenn mir das passieren würde, ...würde ich mich umbringen“ oder „...ich würde mich ganz zurückziehen“ oder „...würde auch nicht mit anderen darüber sprechen wollen", wurde uns gesagt. Aber es war NIEMAND darunter, der auch sein Kind verloren hatte, und wir wünschen ihnen von ganzem Herzen, dass sie diese traurigen "Erfahrungen" auch niemals machen müssen.

Nein, wir wollten uns nicht einfach zurückziehen, einfach verschwinden von der Bildfläche. Deshalb kam zu unserer Trauer noch die Frage hinzu, wie wir mit den anderen Menschen, auch sog. "Nichtbetroffenen" umgehen sollten. Oft spürten wir eine große Unsicherheit bei unserem Gegenüber und erfuhren dabei etwas über unsere und deren Hilflosigkeit. Manchmal brachten wir unser Kind ins Gespräch, ohne zu wissen, ob es ihnen recht war.

Es stellte sich aber mit der Zeit heraus, dass ein offenes und intensives Gespräch für beide Seiten erleichternd und befreiend wirken konnte.

Deshalb entschlossen wir uns dazu, mit diesem Thema an die Öffentlichkeit zu gehen.
Denn, das hatten wir inzwischen begriffen, wir standen nicht alleine da mit unserem Schicksal und seinen tief greifenden Folgen und Veränderungen.
Durch die Thematisierung in der Öffentlichkeit erhofften wir uns für die Zukunft einen kleinen Beitrag im verständlichvolleren Umgang mit „Betroffenen“ zu leisten. Einzelne Schilderungen in diesem Buch gelten niemals als Anklage, sondern dienen ausschließlich dazu, unbedachte Handlungen und Äußerungen zu verdeutlichen.
Aus diesem Grund gingen wir auch auf das Angebot des WDR-Fernsehens[1] ein, in einem Beitrag offen über unsere (traurige) Familiengeschichte und das daran anschließende Chaos der Gefühle, Ängste und Verzweiflung, und auch über die Hilfen und Perspektiven zu erzählen.

---

[1] Der WDR Beitrag über verwaiste Eltern zu sehen im Internet unter: **http://www.leben-ohne-dich.de/DUU_Clip.wmv**

Inhaltsverzeichnis

Ein Abschied........... ohne Wiederkehr.

Langsam fuhren wir mit dem Auto die leicht ansteigende Straße hoch. Das Erste was wir erblickten, waren die vielen Schulkinder, die größtenteils schweigend und in einer langen Reihe die breite Straße überquerten. Jedes von ihnen hielt eine Rose in der Hand und in ihren Gesichtern war die große Betroffenheit und Ratlosigkeit abzulesen. Oft in den Jahren zuvor hatten wir sie angetroffen, so lebhaft, so bunt, so fröhlich, so laut, so ganz anders als heute. Doch an diesem sonnigen Montagmittag war vieles nicht mehr wie zuvor.
Inzwischen erreichten wir mit unseren Freunden, die uns gefahren hatten, den Friedhof und wählten einen seitlichen Eingang, um dort noch einige Zeit zu verweilen. Von vielen Seiten trafen nun mehr und mehr Menschen ein, die zielstrebig auf die kleine Friedhofskapelle zuschritten. Viele vertraute Gesichter konnten wir erblicken, aber einigen Menschen waren wir schon längere Zeit nicht mehr begegnet. Man hatte sich ja auch in all den vergangenen Jahren oft nach den Interessen seines Kindes gerichtet. Da blieb denn auch mal die eine oder andere Bekanntschaft auf der Strecke, aber immer in dem Bewusstsein, dass man sich bestimmt irgendwann wieder begegnen würde. Nur, dass es auch der Friedhof sein könnte, kam in diesen Überlegungen überhaupt nicht vor.

Noch hatte uns keiner dieser Menschen erblickt, als wir, ein wenig durch Bäume verdeckt, das Geschehen um uns herum mit großer Unfassbarkeit verfolgten. Ging es da tatsächlich um uns, um unser Kind? Sollten wir nicht einfach weggehen, wieder nach Hause zu unserer Tochter? Sie würde bestimmt danach fragen wo wir nur die ganze Zeit waren.

Währenddessen wurden die Türen der Friedhofskapelle geöffnet und die zahlreichen Menschen betraten andächtig den Raum, in dem alle nun Abschied nehmen würden von einem jungen Mädchen, das sich noch so vieles für ihr Leben vorgenommen hatte.
Wie oft hatten wir uns doch schon gemeinsam darauf gefreut, was alles in der Zukunft noch auf uns zukommen würde. Unsere Lebensplanung war ganz darauf ausgerichtet, was unser Kind glücklich machen und für das künftige Leben vorbereiten würde.
Als der amerikanische Sänger Chris Rea 1994, im Geburtsjahr unseres Kindes, den Song: *"Julia, witch way will you go?* sang, löste dies immer wieder erwartungsvolle Momente über die Zukunft unseres Kindes bei uns aus. Doch es sollte ganz anders kommen, anders als wir es uns je in unseren schlimmsten Träumen hätten vorstellen können.

Der Moment, der unser Leben für immer veränderte.

Alles war scheinbar so wie immer an diesem Mittwochmorgen. Aber es sollte ein schrecklicher Tag werden. Nach dem Weckruf durch den Radiowecker war es üblich, dass wir als Eltern morgens als erste aufstanden, um das Frühstück vorzubereiten. Es entwickelte sich dann der alltägliche Dialog zwischen einem Vater und seiner Tochter:

6:30: Aus der Küche rief ich unserer Tochter zu: *"Julia, du musst langsam aufstehen, heute ist Mittwoch und nur ein ganz normaler Tag!" "Das stimmt nicht Papa, heute ist Mittwoch, ein Tag vor Donnerstag und an dem fahren wir doch zu Rosemaries Geburtstag nach Horumersiel!"* rief Julia aus ihrem Zimmer heraus, während sie sich dabei aus dem

Bett rollte. Papa: *"Das stimmt Julia, aber stehe bitte jetzt auf, damit wir in Ruhe frühstücken können!"*
Im Hintergrund lief wie üblich das Radio mit den Hits der Woche und wenn man nach draußen sah, konnte man sehen, dass es wieder ein sonniger Tag werden würde.

6:35: Während ich damit beschäftigt war den Frühstückstisch vorzubereiten sagte ich scheinbar beiläufig: *"Ich bin ja mal gespannt, wer zuerst am Tisch sitzt!"* Unsere Tochter Julia, die immer wieder aufs Neue für dieses tägliche Spiel zu begeistern war und in die Küche hineingelaufen kam, setzte schnell ihre über alles geliebte Puppe Shelly auf ihren Stuhl am Frühstückstisch und meinte: *"Shelly hat zwar gewonnen, aber ich bin die Zweite!"*, sprach`s und setzte sich ebenfalls dazu. Papa: *"Dann bin ich Dritter, und Mama ist mal wieder die Letzte!"* (Weil sie ja wie jeden Morgen das Frühstück gemacht hatte).
Im Allgemeinen wurde beim Frühstück immer geplaudert, während jeder damit beschäftigt war, sein Toast oder die Brotschnitten zu belegen. Julia machte manchmal daraus eine Wissenschaft, indem sie versuchte, mit Hilfe von Nutella, Marmelade und Honig ein ganz besonderes Dekor auf das jeweilige Brötchen zu zaubern, um dann anschließend zufrieden und voller Genuss hinein zu beißen.

6:45: Mama: *"Julia, weißt du eigentlich was heute für ein besonderer Tag ist? Heute vor 22 Jahren, am 9. Juli 1981, haben sich Mama und Papa kennen gelernt. Wenn das nicht geschehen wäre, gäbe es dich gar nicht."*
Julia, etwas betroffen, bemerkte nur: *"Hättet ihr mir dies nicht schon einen Tag früher sagen können, dann hätte ich noch etwas gemalt?"*
6:50: Papa: *"Julia, ich gehe jetzt noch ins Bad und rufe dich sofort wenn ich fertig bin."* Julia zu ihrer Mama: *"Schade, dass wir nur eine Toilette haben."*
Laut und vernehmlich war Julias Stimme noch im Bad zu hören, die sicherlich gerade mal wieder ihrer Mama was ganz „Wichtiges“ zu sagen hatte. Sie konnte schon am frühen Morgen fröhlich sein und losplaudern.

Der Begriff „Morgenmuffel“ traf auf sie überhaupt nicht zu. Sie freute sich immer schon auf alles und wenn mal nichts bevorstand, konnte sie sich stundenlang selber beschäftigen. Da wurde dann gebastelt, gespielt oder auch getanzt, manchmal noch vor dem Schulbeginn.

6:58: Ich rief noch aus dem Bad heraus: *"Julia, das Bad ist frei!"*
Sie kam fröhlich angelaufen, (weil sie immer lief) und ich hörte nur noch ihre Schritte ohne sie noch einmal zu sehen und dann, ... dann ging die Toilettentür ZU.

7:01: Im Schlafzimmer vernahmen wir beim Ankleiden Geräusche, die sich aber nicht viel anders anhörten als sonst auch. Wie konnten wir ahnen, dass gerade das Herz unserer Tochter stehen geblieben und sie bewusstlos zu Boden geglitten war.

7:03: Während ich das Schlafzimmer angekleidet verließ, rief ich ihr zu: *"Julia, höre auf zu spielen und siehe zu, dass du fertig wirst!"*
Weil von ihr keine Antwort kam, sah ich im Bad nach. Dort lag sie vor der Toilette und atmete nur noch ganz schwach. Ihre Augen waren halb geschlossen. Ohne die Situation in voller Tragik zu begreifen rief ich: *"Julia, bitte stehe doch auf und erschrecke deinen Papa nicht so!"*
Meine Frau kam dazu gerannt und rief nur ihren Namen und schrie nach dem Notarzt. Anruf an den Notarzt ......anschließend habe ich dann bei unseren Nachbarn geschellt. Julia wurde dann von uns gemeinsam aus dem Bad hinausgetragen und in den Flur gelegt.

7:05: Meine Frau versucht unter Anleitung eines Nachbarn eine Mund-zu-Mund-Beatmung, jedoch ohne jeden Erfolg.
7:10: Der Notarztwagen traf ein. Ein weiterer kam kurz danach. Ingesamt kämpften nun 6 Menschen um Julias Überleben.

7:30: Der Notarzt fragte nach, wann wir sie gefunden hätten und meinte noch, dass es sehr schlecht um sie stünde. Zu 99,1 % würde sie nicht überleben. Sie würden Julia jetzt in das Krankenhaus fahren. Aber das Gehirn hätte seit 30 Minuten keinen Sauerstoff bekommen und sie würde nicht ohne einen Hirnschaden davongetragen zu haben, weiterleben. *„Bitte lasst sie in Ruhe sterben“*, bat ich den verantwortlichen Arzt mit tränenerstickter Stimme, worauf dieser mit bedauerlicher Miene meinte: *„Das dürfen wir nicht.“*

7:50: Bevor man sie wegbrachte, warfen wir noch einen Blick aus dem Fenster auf sie. Sie sah aus als ob sie schlief, während einer der Notärzte mit heftigen Stößen immer noch versuchte, ihr Herz zu aktivieren. Wie wir sie so nackt auf der Trage liegen sahen, begriffen wir allmählich, dass es ein Abschied für immer sein würde,

.... UNSERE JULIA STIRBT!

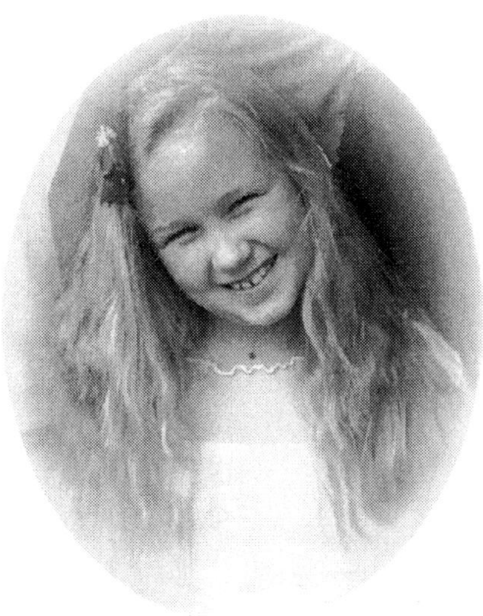

Eine letzte Begegnung, der Anfang vom Abschied.

8:40: Trotz aller Bemühungen der zahlreichen Ärzte gelang es ihnen nicht, unser Kind ins Leben zurückzurufen. Die Geräte im Krankenhaus Martfeld wurden daraufhin abgeschaltet.
9:00: Mit einem befreundeten Ehepaar fuhren wir gemeinsam ins Krankenhaus. Ein Arzt informierte uns darüber, dass Julia soeben gestorben war. Ihn baten wir darum, unser Kind noch einmal sehen zu wollen.

Nach einer kurzen Zeit führte man uns zu ihr. Durch einen langen Gang wurden wir am Ende in einen kleinen Raum geführt. Da lag sie da, den Kopf etwas zur Seite gedreht, fast so als ob sie schliefe. Nur ihre trüben Augen zeigten uns, dass sie tot war. Ihr Gesicht war immer noch wunderschön, aber die Kälte ihres Körpers war schon zu spüren.
Ihre Haut war ganz glatt und weich und ihre Lippen schneeweiß. Unter Tränen nahmen wir Abschied von unserer über alles geliebten Julia, streichelten und küssten sie lange und immer wieder. Monate später stellen wir uns mehr und mehr die Frage, warum wir nicht eine längere Zeit bei ihr geblieben waren, um Abschied von ihr zu nehmen. Es war einfach niemand da, der bemerkt hatte, dass wir an diesem Morgen wie in Trance nur funktionierten.

Beim Hinausgehen warfen wir noch einmal einen Blick auf sie, der letzte, dies war uns in diesem Moment schon bewusst. Draußen auf dem Gang säumten einige Schwestern und Ärzte den Weg. Einige davon weinten ungehemmt. Darunter war auch eine Polizistin mit einem Kollegen, der sie tröstete, wie uns unsere Freundin, die uns mit ihrem Mann begleitet hatte, später erzählte. Sie hatten die Aufgabe, Julias Körper für eine etwaige Untersuchung sicherzustellen. Der Kollege sagte uns auch, dass gleich, wenn wir wieder zu Hause sein würden, die Kripo käme, um uns einige Fragen zu stellen. Uns war das völlig gleichgültig was nun noch geschehen würde, ... zu tief waren wir an diesem Mittwochmorgen schon gefallen.

Wie angekündigt, suchten uns eine Stunde später drei Personen auf und stellten sich als zwei Kripobeamte mit einem Seelsorger vor. Zu dieser Zeit wussten wir noch nicht, dass es der für uns zuständige Pastor war. Geduldig und fast gleichgültig ließen wir die Fragen der Kripobeamten über uns ergehen. Sie machten ja auch nur ihre Arbeit. Nach einer Weile äußerten sie, dass ihrer Meinung nach kein Fremdverschulden vorliegen würde Wir könnten nun ein Beerdigungsinstitut benachrichtigen, damit Julias Körper aus dem Krankenhaus abgeholt würde. Zuvor stellte er noch die Frage, ob wir eine Obduktion wünschen würden, damit die Todesursache geklärt würde. Spontan äußerten wir die Bitte, an Julias Körper nicht auch noch "herumzuschnibbeln"... sie wäre ja sowieso schon tot. Unser Pastor bat um eine Bedenkzeit von 1-2 Stunden, damit wir uns die Entscheidung noch in aller Ruhe überlegen könnten. Im anschließenden Gespräch tauchte immer wieder die Frage auf nach dem

......WARUM?

Der Kripobeamte rief eine Stunde später wieder an, um uns zu sagen, dass er noch einmal vorbeikommen würde. Dann teilte er uns persönlich mit, dass die Staatsanwaltschaft Julias Körper nicht freigegeben, sondern eine Obduktion in Dortmund angeordnet hätte. Damit würden wir auch später über die Todesursache Bescheid bekommen. Man hatte uns damit eine für uns schwierige Entscheidung abgenommen.
Weil nun der Körper unseres Kindes unverzüglich in ein rechtsmedizinisches Institut gebracht werden musste, um dort der Todesursache auf den Grund zu gehen, beauftragten wir telefonisch ein Beerdigungsunternehmen mit der gesamten Abwicklung. Schon kurz nach dem Anruf erschien der Unternehmer, der wöchentlich in seinen Anzeigen der Tageszeitungen immer mit seiner fürsorglichen und sensiblen Umgehensweise beim letzten Weg eines Angehörigen

geworben hatte. *„Mein tiefstes Mitgefühl zum Tode ihres Kindes“,* sagte er zur Begrüßung. Er gab uns seine Hand, ohne uns dabei anzuschauen. *„Nein, ein Kind zu beerdigen, gehöre nicht zu den leichtesten Aufgaben und stelle für ihn auch keine alltägliche Routine dar“,* betonte er auf meine Frage nach seiner Erfahrung. *„Es würde auch ihm viel Kraft abverlangen“,* sagte er weiter, und starrte dabei etwas verloren an die Zimmerdecke. Dann folgten nach wenigen Minuten die technokratischen Fragen über Anzeigentext, welcher Kranz, welche Blumen, Aussehen und Ausstattung des Sarges.
Abschließend stellte er eine Frage, die uns wieder bewusst machte, um was es in diesem Gespräch eigentlich ging und die von ihm fast beiläufig gestellt wurde:

„Wie groß war ihr Kind?“

Diese Frage nach der Größe unseres Kindes machte uns wieder erschreckend deutlich, dass dieser Sarg für unser Kind bestimmt sein würde und ihre Größenangabe einfach nur sicherstellen sollte, dass sie da hinein passt. Gerade mal vier Stunden, nachdem wir noch gemeinsam gefrühstückt hatten, wurden wir einfach so gefragt wie groß sie war. Zu einem früheren Zeitpunkt hätte sie diese Frage noch stolz mit einem: *„Ich bin 148 cm groß“,* beantwortet. Aber nun,... nun war ihre Größenangabe wichtig damit sie in den Sarg passte.

Heute und mit etwas Abstand betrachtet würde ich sagen, dass diese Frage die **unsensibelste** an diesem Tag war, dem Tag, an dem unser Kind starb. Ebenso war seine mehrfache Ankündigung, dass er nun die „**Leiche**“ zur Pathologie fahren müsse, nicht sehr einfühlsam von ihm. Da war nichts von Fürsorge und Sensibilität zu spüren.
Beim Hinausgehen baten wir ihn noch darum, unserer Tochter einen kleinen weißen Stoffhund, den sie immer sehr mochte, mit in den Sarg zu legen.
Dann gab ich ihm meine Hand zum Abschied und dachte währenddessen daran, dass es nun seine Hände sein würden, die unser geliebtes Kind gleich anfassen würden, um sie in

den Sarg zu legen. Wochen später riefen wir ihn noch einmal an, um ihn danach zu fragen, ob er ein Foto unseres Kindes gemacht hätte, als sie, bereits „zurechtgemacht", in ihrem Sarg lag, den kleinen weißen Hund in den Händen haltend. Er verneinte diese Frage und begründete sie damit, dass er früher damit „schlechte Erfahrungen" gemacht hätte und dies nun nicht mehr machen würde. In den wenigen Tagen bis zu ihrer Beerdigung hatten wir einfach keinen Moment an diese Möglichkeit gedacht. Zumal der Bestatter uns davon abgeraten hatte, nach der Obduktion noch einen Blick in den Sarg zu werfen. *„Das sieht bestimmt nicht so schön aus"*, hatte er damals gemeint. Wenige Monate später wurde ein Fernsehbericht gesendet, der dieses Thema beinhaltete. Er ließ große Zweifel in uns aufkommen, ob er nicht doch unser Kind hätte „ansehbar" herrichten können.
Nun blieb es zeitlebens der eigenen Fantasie überlassen, wie unser Kind ausgesehen hatte bevor der Sarg geschlossen wurde.
Wir hätten darauf bestehen sollen, unsere Tochter während der Zeit nach ihrem Tod und vor der Beerdigung noch einmal anschauen zu dürfen!!
Stattdessen sind wir an diesen vier Tagen, in der sie bereits in der Leichenhalle im geschlossenen Sarg aufgebahrt lag, stundenlang und verzweifelt weinend in Sichtweite dieses Gebäudes geblieben, um nur das Gefühl zu haben in ihrer Nähe zu sein. Heute wissen wir was uns in diesen Tagen gefehlt hat. Eine vertraute und dem Ereignis entsprechende Atmosphäre, um in Ruhe und Intensität von unserem Kind Abschied zu nehmen. Ganz ohne Zeitdruck, um sich auch der Realität ihres Todes bewusst zu werden. Auch begreifen wir inzwischen mehr und mehr, welche Auswirkungen eine mangelnde „Fürsorge" nach sich zieht. Heute quälen uns große Zweifel, ob wir in den verbliebenen Tagen bis zur Beerdigung unseres Kindes etwas hätten „anders" machen müssen oder ob wir etwas ganz „Wichtiges" versäumt haben. Dass es Bestattungsunternehmen gibt, die damit besser umzugehen wussten, gehört mit zu einer (zu) späten Erkenntnis.

Mit unserem Pastor, der die ganze Zeit über bei uns geblieben war, sprachen wir zwischenzeitlich über vieles, was uns in diesen Stunden bewegte und in den nächsten Tagen noch bevorstehen würde. Am späten Nachmittag rief der zuständige Herr von der Kripo an, um das Obduktionsergebnis mitzuteilen. Die Todesursache war ein plötzlicher Herzstillstand, ausgelöst durch eine Herzmuskelentzündung, die wiederum durch eine Infektion, z.B. Angina, hervorgerufen wurde. Wir legten uns ins Schlafzimmer, weinten hemmungslos und versuchten zu begreifen was geschehen war.

Auch die Frage nach dem Sinn des Lebens ohne unsere Tochter Julia stellten wir uns danach noch oft in den nächsten Tagen und Wochen. Die Nachbarn sahen an diesem Tag öfter nach uns und brachten uns etwas zu Essen mit. Es wurde noch der ärztliche Notdienst angerufen, damit der Arzt uns eine Beruhigungsspritze geben sollte. Früh gingen wir zu Bett, aber an Schlaf war nicht zu denken. Meine Frau nahm alle zwei Stunden eine Beruhigungstablette und konnte trotzdem nicht einschlafen. Ein nicht enden wollender Alptraum hatte nun begonnen,

.... DIE ZEIT OHNE UNSER KIND!!!

Inzwischen hatte sich der Vorplatz vor der Kapelle, bis auf jene Menschen die keinen Platz mehr darin finden konnten, geleert. Ihnen begegneten wir als erstes und sahen in ihre unfassbar dreinblickenden Gesichter, bevor auch wir die Kapelle betraten. Zuerst erblickten wir Julias kleinen weißen Sarg inmitten von Blumen und Kränzen. Wie in Trance gingen wir bis zur ersten Reihe vor, um dort, direkt vor ihrem Sarg, Platz zu nehmen. Es war ganz still, ganz leise, und die vielen Blumen verleiteten dazu, diesem schrecklichen Augenblick etwas Schönes abzugewinnen, solange zumindest, bis die Orgelmusik leise einsetzte und wieder deutlich wurde wo wir uns gerade befanden. Ergriffen von den Klängen und dem Anblick des kleinen Sarges, den Kränzen mit ihrem Namen, dem großen Foto mit ihrem sanften Lächeln, das seitlich daneben stand, spürte jeder von uns den zunehmend aufkommenden Abschiedsschmerz.

Mit sichtlich bewegter Stimme begann der Pastor, der selber zwei Kinder hat, die nur wenig älter als unsere Tochter waren, mit seiner Predigt[2] und sprach darüber, dass die Nachricht von Julias plötzlichem Tod über uns alle mit großer Macht hereingebrochen war. Dass in den letzten Tagen viele Tränen geweint wurden und uns alle eine unbeschreibliche Traurigkeit ergriffen hätte. Er erinnerte uns an die vielen gemeinsamen Momente, die jeder der Anwesenden mit Julia verband. Erinnerte an ihre Freundlichkeit und Fröhlichkeit, ihr Selbstvertrauen und ihren starken Willen.
Er sprach auch darüber, dass es ihm schwer fiele über Gott zu sprechen und er ihn nicht verteidigen und erklären könne. Mit welchen Worten soll man auch Gottes Willen zum Tod unseres Kindes erklären.
Nach dem Orgelspiel betraten sechs dunkel gekleidete Männer den Altarraum, nahmen Julias Sarg auf, um ihn anschließend auf einen Wagen zu stellen. Alle erhoben sich von den Plätzen und wir schlossen uns dem Sarg an, der nun langsam aus der Kapelle rausgerollt wurde. Mit tränenreichem Blick und traurigen Gedanken galten diese nur ihrem Sarg und nicht den vielen Menschen, die in der Kirche aufgestanden waren und sich uns anschlossen. Wie oft schon hatten wir in den vergangen Jahren diese Friedhofsglocke gehört, aber diesmal klang sie ganz anders, eindringlicher, so als ob sie uns einhämmern wollte, eure Tochter ist tot, sie liegt in diesem kleinen Sarg, direkt vor euch. Warum konnte dieses eindringliche, vernehmliche Knirschen der Räder nicht etwas anderes bedeuten, als dass sich dein Kind immer weiter von dir entfernt, obwohl man sich doch noch so nahe war?

[2] Predigt, siehe Anlage.

Währenddessen war der Sarg an ihrem zukünftigen Grab angekommen. In diese tiefe Grube sollte unser Kind nun herabgelassen werden? Da nutzten auch die tröstenden Blicke der Anwesenden nichts, um sich damit abzufinden oder es besser begreifen zu können. Bevor der Sarg nun von dem Wagen heruntergehoben wurde, nahmen wir jeder unser Taschentuch, das jede unserer Tränen an diesem Morgen aufgefangen hatte, und legten es gemeinsam auf dem Sarg ab. Mit sicherer Hand wurde nun der Sarg über das Grab gestellt, um anschließend sanft in die Erde herabgelassen zu werden. Ein stiller Gruß noch und schon entfernten sich die Männer, fast eilig aber schweigend, von der Trauergemeinde.
Mit ruhigen Worten sprach unser Pastor ein Gebet, um uns anschließend den Weg zu ihrem Grab freizumachen. Da stand er nun, der Sarg mit unserem Kind darin. Wir wussten ungefähr wie sie daliegen würde mit ihrem kleinen Wuschel, einem weißen Hund, den sie auch auf ihrer Klassenfahrt vor wenigen Tagen mitgenommen hatte.

Welche Gedanken gehen beim Anblick des Sarges durch den Kopf? Diese Frage hatten wir niemals zuvor gestellt und uns auch nie vorstellen wollen.
–Ist da unser Kind wirklich drin? Liegen die Taschentücher auch noch auf dem Sarg? Warum bin ich eigentlich hier? Was machen die vielen Menschen hier um dich herum? Wo sind die Blumen, die du ja außerdem hineinwerfen willst? Warum zwitschern die Vögel noch und warum scheint die Sonne überhaupt? –
Dann spürte jeder von uns noch den Partner an seinem Arm, der ebenfalls zu frieren schien, bevor man sich dann entschlossen hatte einfach zur Seite zu gehen, um auch den anderen Trauernden Gelegenheit zu geben Abschied zu nehmen.
War es Wirklichkeit, was da vor deinen Augen so ablief? Bestimmt ist es ja nur ein Alptraum, aus dem du gleich aufwachen wirst, schweißgebadet zwar, aber trotzdem erleichtert. Das hatte man doch irgendwann schon erlebt und sogar noch im Traum eine Wende herbeiführen können, weil

man sich bewusst wurde, dass man träumt. Gleich würde dein Kind vor dir stehen und dir leise zuflüstern *„ Willst du nicht aufstehen? Es wird Zeit, ich muss gleich in die Schule.“* Und für einen kurzen Moment war ihre Berührung zu spüren. Nein, das war ja gar nicht ihre Stimme, die da ganz leise zu dir sagte: *„Es tut mir so unendlich leid was mit eurem Kind geschehen ist.“* Und die Hand, die dich berührt hatte wirkte etwas kraftlos bevor du sie wieder losgelassen hattest.
Während nun die vielen Menschen damit begonnen hatten, vor dem Grab deines Kindes stehen zu bleiben, für einen Moment andächtig zu verharren um dann die Blumen, die sie mitbrachten oder für sie bereit standen in das offene Grab zu werfen, war plötzlich eine Veränderung zu verspüren.

Eben hatte man noch selber um sein Kind geweint, nun konntest du die große Betroffenheit und Hilflosigkeit der einzelnen Menschen in ihren Gesichtern ablesen. Du musst jetzt stark sein, du musst sie trösten, sie weinen um ein Kind, um dein Kind, du darfst sie jetzt nicht alleine lassen in ihrem Schmerz und Kummer. Da waren doch die Mütter, die Väter und die Kinder, da waren doch die Angehörigen, die Freunde, die Bekannten, die Lehrer und Lehrerinnen, die Nachbarn, die Menschen, denen wir als Familie oft oder hin und wieder begegnet waren, damals, als unser Kind noch lebte.
Fast wie in Trance hörte man ihre Stimmen, sah man ihre Gesichter, versuchte sie zu erkennen, denn ohne die gewohnte Fröhlichkeit sehen manche Gesichter ganz anders aus. Früher wurden wir sicherlich um das eine oder andere beneidet, aber heute, heute würde niemand an unserem Platz stehen wollen, wir auch nicht.
„Meldet euch wenn ihr uns braucht, wir sind immer für euch da“..... „sagt mir wenn ihr Hilfe braucht“........ „schade, dass wir uns hier erst wieder begegnet sind“........ „sie war doch so ein liebes Kind“.... „ich kann das einfach nicht begreifen.“

Die Tage unmittelbar danach.

In den folgenden Wochen waren wir damit beschäftigt Ordnung in ein Leben zu bringen, das nicht mehr das unsrige war. Täglich kamen Menschen zu uns, um ihre große Betroffenheit zum Ausdruck zu bringen. *„Ich wundere mich wie stark ihr seid"*, meinte einmal eine Besucherin: *„Ich hätte mich schon längst umgebracht wenn mir das zugestoßen wäre."*

War das die Lösung? Aber wir dachten nur ganz kurz daran, manchmal, wenn es ganz still wurde in unserer Wohnung. Aber da waren noch die vielen Besucher, die selten alleine kamen. Gemeinsam war es wohl leichter das traurige Elternpaar zu ertragen. Worüber sprach man nun? Wir schilderten in kurzen Sätzen, was wir am Todestag erlebt und gefühlt haben. Bedankten uns für ihre Anteilnahme und versicherten ihnen, dass es wohl irgendwie weitergeht, ohne zu wissen wie. In früheren Gesprächen war es üblich, dass ein Thema begonnen wurde und sich dann weiterentwickelt, je nach Wissensstand und Redseligkeit der einzelnen Personen. Doch diesmal war es ganz anders. Da waren keine Erfahrungswerte, über die der einzelne plaudern konnte, keine Ratschläge, die gegeben wurden, kein da müsst ihr unbedingt hin oder da müsst ihr mitmachen, oder wer geht mit. Nun spürte wohl jeder die Leere und Ratlosigkeit, die seine Worte auslösen könnten, der Kampf mit den Tränen, die man doch weinen wollte aber nicht konnte, nicht hier und jetzt.
Da kam es auch vor, dass sich erwachsene Menschen minutenlang traurig gegenüber saßen und sich nur hilflos anblickten ohne ein Wort zu sagen. Um diese Sprachlosigkeit zu überbrücken, erkundigten wir uns dann nach dem jeweiligen Partner oder ihren Kindern. Man versprach sich, gegenseitig in Verbindung zu bleiben und wir hörten sehr oft den Satz *„Ihr müsst auch mal unbedingt zu uns kommen, wir*

melden uns in den nächsten Tagen", und weiter: *„Ihr habt jetzt bestimmt viel um die Ohren bis so alles geregelt ist."*
Sätze die uns gut taten, ohne jeden Zweifel. Es war gut zu wissen, dass man mit seinem Schmerz nicht alleine gelassen wurde.

Mussten wir jetzt etwas regeln und falls ja für wen? Für uns oder für die Mitmenschen? Für die Behörden? Stimmt, wir hatten ja ab sofort kein Kind mehr, waren kinderlos im behördlichen Sprachgebrauch. Aber unser Kind war doch noch da, in unseren Köpfen, in unseren Herzen, um nicht zu sagen in unserem Leben. Sie war körperlich nicht anwesend, doch wir hörten ihre Stimme, sahen ihre Bewegungen, ihre langen blonden Haare, die ein Lehrer von ihr einmal so beschrieben hatte:*„Wenn ihr wissen wollt wie Gold aussieht, dann schaut euch Julias Haarfarbe an, das ist Gold."*
Was ist, wenn sie nun ganz plötzlich vor dir steht und sagen würde: *„Was ist denn bloß mit euch los, was macht ihr denn so ein trauriges Gesicht, ist etwas mit meinem Meerschweinchen geschehen, was ist mit Schnuppi?!"*

Sehr geehrte Damen und Herren,

heute teilen wir Ihnen mit, dass unser Kind am 09.07.2003 verstorben ist.
Mit ihrem Tod entfällt bekanntlich der Anspruch auf das Kindergeld.
Wir bitten Sie um eine entsprechende Änderung.

Mit freundlichen Grüßen

–Da stand es wieder, schwarz auf weiß, und du hast es auch noch selber geschrieben.–
Wenn in den folgenden Tagen, Wochen und Monaten etwas über ihren Tod zu lesen war oder geschrieben werden musste, starb sie in diesem Augenblick zum wiederholten Male. Da wirkte der unbedacht geäußerte Satz eines Mitmenschen: *„Denkt doch einfach nicht mehr an sie, dann kommt ihr besser darüber hinweg"*, wie Hohn. Ich kann doch nicht

einfach mein Kind vergessen, einfach alles ausschalten, klick und weg.
Oft hatten uns Besucher nach einem Bild unseres Kindes gefragt, um es mit nach Hause nehmen zu können. Irgendwann waren sämtliche Bildervorräte ausgegangen und ich hatte, in Vorbereitung auf weitere Besuche und Fragen nach einem Bild, eine kleine Anzahl eines Bildes mit ihrem Geburts- und Todestag versehen und ausgedruckt. Nun lagen diese Bilder griffbereit neben dem kleinen Altar, den wir in ihrem bisherigen Zimmer eingerichtet hatten. Oft blieben Besucher vor dieser Stelle verharrend stehen, um sich ganz intensiv und minutenlang den großen Fotos inmitten der brennenden Kerzen zu widmen. Oft rannen ihnen dabei Tränen der Trauer über ihr Gesicht, die sie dann verlegen drein blickend wegzuwischen versuchten. Einmal entdeckte ein Besucher die kleine Anzahl der Fotos mit den ergänzenden Angaben und hob leise und scheinbar beiläufig zu einer Frage an:
„Habt ihr jetzt Autogrammkarten von eurem Kind?“
Hatte ich das richtig gehört? Autogrammkarten hatten doch in der Regel nur jene Menschen, die im Glanzlicht der Öffentlichkeit standen, um ihre Popularität sichtbar zu dokumentieren. Ja, wenn unsere Tochter noch leben würde und sich ihre jungmädchentypischen Wünsche als Sängerin erfüllt hätten, dann hätte sie sich bestimmt auch jene Karten beschafft. Aber nun war sie tot, und unter dem Bild von ihr stand neben dem Geburtstermin auch noch ihr Todestag.
Monate später auf den betreffenden Satz angesprochen, bedauerte dieser Besucher seine gemachte Aussage, nicht aber ohne gleichzeitig in Frage zu stellen, ob er sie jemals von sich gegeben hatte.

Das Zimmer unseres Kindes.

Wir waren in den vorhergegangen 9 Jahren schon mehrfach umgezogen, zum Teil auch deshalb, weil das jeweilige Kinderzimmer irgendwann nicht mehr ausreichte mit seinen 9 bzw. 11 qm Grundfläche. Als wir im Jahre 1998 die Wohnung bezogen, in der unser Kind bis zum Schluss lebte, standen ihr immerhin ganze 24 qm zur Verfügung. Schnell hatte sie sich darin eingelebt und eingerichtet. Mit den Jahren veränderte das Zimmer sein Aussehen mehr und mehr. Zuletzt entsprach es einem sog. Jungmädchenzimmer und es gab fast keine Woche, wo sie nicht ihre Ideen zu einer Veränderung vorschlug und durchsetzte.
„Wenn ich mal heirate, könnt ihr das Zimmer gerne bekommen, weil ich ja dann ins Wohnzimmer ziehe“, meinte sie eines Tages. *„Wir werden uns dann die Wohnung zu Viert teilen.“*

Nun waren die beiden Türen zu ihrem Zimmer geschlossen und kein vertrauter Laut kam aus dem Raum. Das war, als sie noch lebte, höchst selten der Fall. Es war ihr wichtig, dass sie mitbekam was innerhalb der Wohnung geschah. Manchmal glaubte man sie total ins Spiel vertieft, um dann gleich ihren Kommentar zu dem Thema abzugeben, worüber wir uns gerade unterhielten. Fast nichts blieb von ihr unentdeckt oder ungehört. Nur wenn sie eine ihrer geliebten CD´s abspielte, vergaß sie sich total und tauchte ab in die Welt der Musik oder Erzählungen.
Nein, man konnte es drehen wie man wollte, aus ihrem Zimmer war kein Laut mehr zu hören.
Aber die geschlossenen Türen vermittelten uns den trügerischen Eindruck, dass sie noch da wäre, dass sich die Tür gleich öffnen würde und sie jeden Moment ihren Kopf heraus steckt um zu fragen ob es etwas Süßes gibt. Nein die Türen blieben zu, unerbittlich zu. Manchmal dachte man

dabei an einen Sargdeckel, der sich nun für immer geschlossen hatte. Denn so weiß wie die Türen war auch der Sarg bevor er in die Erde gelassen wurde. Aber was ist, wenn man einfach die Tür auflassen würde? War das leichter zu ertragen was nicht zu ertragen war? Half der Blick in das Zimmer, ohne dass sich dein Kind darin befinden würde?

Schnell stellte es sich heraus, dass es keine „erträgliche“ Lösung geben würde. Dafür spielte dieser Raum einem das trügerische Bild einer Kinderwelt vor, die noch in Ordnung zu sein schien.
Da hing ihre Kleidung, war ihre Schultasche, daran hatte sie doch noch gebastelt, ihre allerliebsten Puppen, die sie zum Schlafen stets mit ins Bett nahm. Nein, alles war noch da, nur sie, unsere geliebte Tochter nicht.

Wir hatten von einem Ehepaar gehört, dessen Kind mit 7 Jahren auf tragische Weise in einem Freibad starb. Von einem Herzstillstand war die Rede, dessen Ursache nie festgestellt werden konnte. In einem persönlichen Gespräch mit ihnen wurde deutlich, dass die Mutter das Zimmer ihres verstorbenen Kindes nach dessen Tod nicht mehr betreten hatte. Alles lag noch so da in diesem Zimmer, wie es das Kind verlassen hatte. Bevor unsere Tochter starb hatten wir auch schon mal davon gehört, dass Eltern das Zimmer nach dem Tod ihres Kindes unberührt ließen. Und dies nicht Wochen und Monate, sondern jahrelang. Damals hatten wir großes Verständnis dafür, obwohl es sicherlich Menschen gab, die darüber den Kopf geschüttelt haben.

War das die Lösung für uns? Wollten wir dieses Zimmer in seinem Zustand belassen? Jeden Tag ihre Kleider und Spielsachen sehen? Ihren Schreibtisch mit den Büchern? Ihre liebevoll bemalten Blätter? Wie viel Kraft würde man benötigen, um beim Anblick dieser für sie so wichtigen Gegenstände nicht sogleich in einen tiefen Abgrund zu stürzen? Vielleicht war man dann schneller bereit ihr zu folgen? Was aber geschieht dann mit all diesen Dingen?

Würden sich andere Menschen dieser „Kostbarkeiten“ annehmen und aufbewahren, in ewiger Erinnerung an unser Kind? Oder würde danach ein Container dies alles verschlucken, zerstückeln, um es dann anschließend als unterschiedlichste Produkte wieder auf dem Markt in Erscheinung treten zu lassen?
Manchmal in den folgenden Wochen versuchte jeder von uns etwas „Sinnvolles“ zu tun oder sich zu beschäftigen. Immer konnte man ja nicht nur einfach vor sich hinschauen, um dann schließlich doch sein Kind zu sehen, in bewegten Bildern, und dann erschreckt hochzufahren, um zu erkennen, was grausame Realität war. Wir konnten uns nicht gegenseitig trösten.
Wie auch, was hätten wir uns sagen sollen? Etwa: *„Na ja, das wird schon wieder, wir schaffen das schon.“* Es reichte, wenn diese Aussage andere für uns trafen, weil ihnen vielleicht in ihrer Ratlosigkeit nichts Tröstliches einfiel.
Es kam dann vor, dass man sich in der eigenen Wohnung nicht ständig sah und nach einer Weile auf die Suche ging, um den anderen zu finden. Oft lag der eine nur auf der Couch um still vor sich hinzuweinen. Oder ein Geräusch aus dem Kinderzimmer ließ einen hochschrecken, um dann seinen Partner heftig schluchzend und von Weinkrämpfen geschüttelt auf dem Boden liegend vorzufinden.

Eines Tages hatte meine Frau damit begonnen, die Gegenstände im Zimmer unserer Tochter in große Kartons zu verpacken. Erst ganz ohne Plan und fast kopflos. Manchmal hielt sie ein besonderes Teil in der Hand, um es sich eine Zeit lang an ihr Herz zu drücken und zu küssen, bevor das dann auch in den Karton gelegt wurde. Wie lange würde ein Mensch das aushalten? Jedes Teil sagte dir: *„Dein Kind ist tot!“* Unser Kind wäre bestimmt nicht damit einverstanden gewesen, dass dieses bunt bemalte Blatt nun im Altpapiercontainer landet. Nicht einverstanden damit, dass diese oder jene lieb gewonnene Puppe auch in den großen blauen Sack käme mit all den anderen, von denen sie sich niemals im LEBEN getrennt hätte. Wie schwer konnte sich unser Kind von Dingen trennen, die mit der Zeit schon längst

nicht mehr zu ihrem Alter passten. Manchmal half dabei nur der Trick, dass sie erst etwas verschenken oder verkaufen sollte, bevor es etwas Neues gab. Danach ging sie dann richtig groß einkaufen um die Dinge zu bekommen, die ganz oben auf der Wunschliste standen aber nicht erfüllt wurden.
Mit diesen zwiespältigen Gefühlen und der unendlichen Trauer wurde das Einpacken ihrer Sachen zu einem grausamen Martyrium, das nur eine begrenzte Zeit auszuhalten war, bevor mit jeder Minute, die diese Handlung andauerte, zunehmend die Empfindung kam, gleich verrückt zu werden. Dieser Tortur mussten wir uns stellen und aussetzen, wie anders hätte dieses Zimmer erträglicher werden können, ohne diese Dinge, die unserem Kind so unendlich wichtig waren, in Kartons zu verstauen. Freunde und Bekannte, besonders diejenigen die selber Kinder hatten, verneinten in den meisten Fällen unsere Frage, ob sie einen dieser Gegenstände haben möchten. Nein, sie wollten nicht, dass ihr Kind die Kleidung trug, die unser Kind einst getragen hatte, sie wollten nicht diesen Spielteppich, nicht diese Schultasche, noch nicht einmal geschenkt. *„Gebt sie doch an das Rote Kreuz“*, hieß es dann ausweichend. Und das, obwohl unser Kind immer sorgfältig mit seinen Sachen umgegangen war, oft darum beneidet wurde und stets darauf achtete, dass auch andere Kinder pfleglich damit umgingen. Wenn dann doch mal ein Malheur geschah, war sie für eine Weile fast untröstlich. Nun sollten all diese Dinge einfach in den Kreislauf der Verwertung gegeben werden? Dabei hatte man doch schon oft davon gehört, dass dort sicherlich Vieles angenommen und weitergegeben würde, aber noch mehr davon im Recycle-Umlauf endet. Nein, um unser Kind Willen, dazu waren wir einfach noch nicht bereit und in der Lage. Deshalb blieb uns nur als einzige Möglichkeit, ihre Habseligkeiten in Kartons zu verstauen, um sie aus dem Blickfeld zu verbannen. Nun, so ganz ist es uns nicht gelungen, denn nun stehen diese zahlreichen Kartons seit ihrem Tode im elterlichen Schlafzimmer und erinnern durch ihre eckige Form an viele kleine Särge. Wenn wir mal ganz stark sein sollten, werden wir sicherlich auch dafür eine

Lösung finden mit der unser Kind einverstanden gewesen wäre. Aber das kann noch dauern, lange dauern.

Neben diesen Belastungen kam noch hinzu, dass bei den meisten Menschen, denen wir nach dem Tod unseres Kindes begegneten, die große Unsicherheit, die sie empfanden, förmlich zu spüren war. Dankbar erfuhren wir aber auch in den ersten Monaten, dass es da große Unterschiede gab, wie überall im Leben. Manchmal haben uns Menschen mit ihrer Fürsorge und Anteilnahme überrascht, von denen wir es niemals zuvor vermutet hätten.
Besonders in den ersten Wochen nach dem schrecklichen Ereignis schienen diese „Zuwendungen" nicht abzureißen. Uns war aber bewusst, dass diese „Besorgtheit" nicht ewig anhalten würde. Schließlich hatte jeder seine ganz persönlichen Gründe, warum ihm der Besuch bei uns wichtig war. Die tiefe Anteilnahme uns gegenüber stand sicherlich dabei immer im Vordergrund.

Aber wir wussten auch, dass der plötzliche Tod unseres Kindes zum „Stadtgespräch" geworden war. Nicht zuletzt darum, weil sich plötzlich viele Mütter, und das halte ich auch für legitim, um ihre eigenen Kinder sorgten und sich in kollektiver Unruhe einen Termin bei dem Kinder- oder Hausarzt geben ließen. Da eilten dann auch schon mal einige unwahre Gerüchte über die Ursache für den plötzlichen Tod unseres Kindes voraus. Nur wir als betroffene Eltern konnten die widersprüchlichen Aussagen schließlich richtig stellen, obwohl uns zu diesem Zeitpunkt der rechtsmedizinische Befund noch nicht vorlag.

Warum musste unser Kind sterben?

Mehrfach riefen wir in den folgenden Wochen bei dem Kinderarzt unserer Tochter an, um uns nach dem Untersuchungsergebnis zu erkundigen, jedoch ohne Erfolg. *„Hier ist noch nichts eingetroffen"*, hieß es dann nur und, dass es noch eine Weile dauern könnte.
Erst sechs Wochen danach erhielten wir schließlich auf mehrfaches Drängen hin den Obduktionsbefund durch den Kinderarzt ausgehändigt.

„Sie sollten vielleicht nur die von mir gelb markierten Stellen lesen", meinte er ernst dreinblickend.

Wie oft schon hatten wir in den letzten Jahren mit unserer Tochter in diesem Raum gesessen. Anfänglich war sie immer etwas ängstlich; dies legte sich aber mit der Zeit immer mehr, weil sie begriffen hatte, dass ein Arztbesuch zum Leben dazu gehörte. Unangenehme Dinge wie Spritzen geben ließ der Kinderarzt durch sein Personal vornehmen. Damit stand einer ungezwungen Untersuchung durch ihn nichts im Wege. Viele Mütter oder Väter, die mit ihren Kindern diesen Kinderarzt aufsuchten, waren sich bewusst, dass er auch mal recht ungehalten reagieren konnte, wenn seiner Ansicht nach das Wohl des Kindes bei den Erziehenden nicht im Vordergrund stand. Da duldete er einfach keinen Widerspruch.
Noch immer hielt dieser Mann nun den kleinen weißen Schnellhefter in der Hand und suchte nach Worten, während er scheinbar darin herumblätterte, um etwas Bestimmtes zu finden. -Wonach suchte er da wohl?-, dachte ich so bei mir. Gab es darin etwas zu lesen, das den Tod unseres Kindes hätte vorhersehen lassen? Hätte er als Arzt das bevorstehende Unglück bereits schon Wochen oder Monate zuvor ahnen und vielleicht noch abwenden können?

Wie hatte es ein anderer Arzt wenige Tage nach ihrem Tod noch gesagt? *„So eine Herzentzündung kann sich jahrelang halten und weiterentwickeln, ohne dass es jemand bemerken würde. Bei Erwachsenen führt man bei Verdacht einen*

Herzkatheder ein, aber nicht bei Kindern, das ist einfach ein zu hohes Risiko für sie."
Aber unser Kind hatte doch wirklich keine Herzprobleme, sie trieb doch auch regelmäßig Sport, da hätte man doch etwas merken müssen. Oder?
Wie stolz war sie doch darauf, dass sie besser schwimmen konnte als ihr Papa, der nach einer 25 Meter-Bahn erst mal richtig nach Luft schnappen musste, während sein Kind ruhig aber beständig seine Bahnen zog. Mit einem weiteren Jungen zusammen hatten sie im Jahr zuvor als einzige Kinder aus ihrer Schule das bronzene Sportabzeichen erhalten. Noch wenige Wochen vor ihrem Tod erfüllte sie sämtliche Anforderungen für das silberne Sportabzeichen, das uns dann postum ausgehändigt wurde.

Und dieses Kind soll ganz unbemerkt schon jahrelang eine schleichende Herzmuskelentzündung gehabt haben?
Hatten wir, hatte der Kinderarzt in all den Jahren dies übersehen? Es gab in den Monaten zuvor einfach keinen Grund sein Kind mal auf Verdacht untersuchen zu lassen. Nur einfach so, man weiß ja nie. Sie hätte nur darauf geantwortet: *„Was soll ich denn da? So gerne gehe ich da auch nicht hin, der Zahnarzt vor 3 Wochen hat mir schon gereicht."*
Der Zahnarzt vor 3 Wochen? Natürlich, der hatte ihr doch in den Mund geschaut. Wenn er dabei etwas entdeckt hätte, wäre das bestimmt zur Sprache gekommen. *„Nein, ihm sei nichts aufgefallen"*, hatte er dann bei einem Anruf am Telefon mehrfach betont.

„So richtig lässt sich die Todesursache daraus nicht ersehen", sagte der Kinderarzt leise und bedächtig zu uns und unterbrach dabei das raschelnde Herumblättern im Schnellhefter, den er immer noch in seinen Händen hielt. *„Der rechtsmedizinische Befund wird darüber eine endgültige Aussage treffen"*, meinte er zuversichtlich *„aber das kann noch dauern."*
Betroffen sahen wir uns danach an, ohne genau zu wissen ob es für ihn als Kinderarzt damit eher möglich war, den Tod seiner jungen Patientin leichter zu ertragen.

Beim Hinausgehen betonte er noch einmal wie Leid es ihm täte, dass unser Kind gestorben ist, und dass wir auch wirklich nur die gelb markierten Zeilen in diesem Schnellhefter lesen sollten. Damit verließen wir die Praxis zum letzten Male, die wir mit unserem Kind in all den Jahren aufgesucht hatten. Zumindest für den Kinderarzt war offensichtlich die Angelegenheit damit erledigt, denn wir haben danach nie wieder etwas von ihm gehört. Was hätte man denn auch von ihm erwarten können? Etwa, dass er sich weiter für eine Aufklärung der Todesursache einsetzt? Etwa, dass er sich einfach mal, wenn vielleicht auch nur zum Schein, für unser Weiterleben interessiert oder gezeigt hätte, dass er das Grab unseres Kindes, seiner Patientin, aufgesucht hat?
Der Mann hatte einfach zuviel zu tun in der Zeit danach, denn viele Mütter füllten nun mit ihren Kindern aus verständlicher Sorge seine Praxis. Unserem Kind konnte er ohnehin nicht mehr helfen.

Es war ein trüber Vormittag, als ich dann nach einigen Tagen den Schnellhefter nahm, den wir nach dem Arztbesuch erst einmal weglegt hatten. Was wird schon darin stehen, außer dass das Herz entzündet war und dies zu ihrem Tod führte? Natürlich hatte jeder von uns schon oft von einer Obduktion gehört und ahnte schon was dabei gemacht wurde. Aber es war wohl ein gewaltiger und emotionaler Unterschied, nur etwas darüber zu hören oder ihn in den Händen zu halten. Nun hatte ich einen Obduktionsbefund direkt vor mir liegen. Eigentlich sah er aus wie viele andere Unterlagen, die wir irgendwann in einem Schnellhefter gesammelt und weggelegt hatten, um sie vielleicht niemals mehr zu benötigen. -Was hatte der Kinderarzt uns noch mit auf den Weg gegeben? -
„Lesen Sie sich nur die von mir gelb markierten Zeilen durch.“

– Warum sollte ich nur diese Zeilen lesen und nicht die anderen? Ich war schließlich der Vater und möchte den Grund ganz genau wissen warum unser Kind sterben musste. –

Noch gut war mir in Erinnerung, dass wir an ihrem Todestag genau wussten, um welche Uhrzeit unsere Tochter einer Obduktion unterzogen wurde. In unserem Schmerz konnten und wollten wir uns damals aber einfach nicht vorstellen was in dieser Zeit ganz genau mit unserer Tochter geschah. Erst der anschließende Anruf des Kripobeamten beendete die mehr und mehr aufkommenden entsetzlichen Bilder und Vorstellungen, die wir damals hatten.
„Sie hatte ein Herzmuskelentzündung an der sie gestorben ist“, hatte er damals kurz und knapp gesagt und weiter: *„Ihre Tochter wurde zur Beerdigung freigegeben.“*

Nur ein wenig zögerlich begann ich damit, die ersten der insgesamt 16 Seiten durchzulesen. Abgesehen von Verantwortlichkeiten und Datum stand dann unter „Betreff“ neben der Geschäftszeichen-Nummer der Grund der Untersuchung.

Todesermittlung zum Nachteil von
Name, geboren und gestorben am:

In der oben genannten Sache sollte das Ergebnis eines

Bakteriologischen Untersuchungsbefundes

einschließlich kurzer ärztlicher Stellungnahme zu den Akten mitgeteilt werden.

Unser Kind war im Amtsdeutsch zu einer Sache geworden, die nun in einer Akte abgeheftet und für lange Zeit abgelegt sein würde. Schon an ihrem Todestag hatte der ausführende Beerdigungsunternehmer immer von einer Leiche gesprochen, die er nun in ein Institut bringen müsse. Die bürokratische und technokratische Ausdrucksweise hatte ja wirklich etwas Grausames und Herzloses, besonders wenn es sich wie jetzt um dein totes Kind handelte.

Mit jeder einzelnen Zeile und jedem Wort konnte ich nun nachlesen, was an diesem Julinachmittag mit unserem Kind geschah, während wir uns wie betäubt im Schlafzimmer verkrochen hatten. Detailliert und mit unmissverständlichen

Worten stand auf jeder Seite beschrieben, mit welchen Instrumenten unser Kind „geöffnet“ wurde, um bestimmte Organe zu sichten oder zu entnehmen. Schon nach den ersten Seiten stieg immer mehr das Gefühl auf, dass kein einziges Organ oder Gewebe davon verschont geblieben wurde.
„Aber das ist doch mein Kind! Das könnt ihr doch nicht machen, bitte hört doch auf damit!“

Vielleicht nur ein Drittel vorliegenden Seiten hatte ich durchgelesen, um mir schon ein genaues Bild von den Ausmaßen der Obduktion machen zu können. Aber dieses hatte bereits dazu geführt, dass ich den Obduktionsbefund einfach fallen ließ und zunehmend heftiger zu weinen begonnen hatte. Mit einem erschreckten Aufschrei: *„Was ist los, was ist passiert?“* kam meine Frau aus dem anderen Zimmer geeilt, weil ich ohne ihr Wissen diesen Befund zu lesen begonnen hatte, um sie davor zu schützen.

„Du musst mir hoch und heilig versprechen, dass du diesen Befund niemals lesen wirst! Bitte, bitte mache das niemals! Er ist so grausam, so unerträglich grausam!“ schrie ich fast ein wenig zu laut, während wir uns heftig weinend in den Armen lagen.
Das Lesen dieses Befundes hatte in den nachfolgenden Tagen und Wochen die Auswirkung, dass wir uns mal mehr und mal weniger ernsthaft damit befassten, unserem Leben ein Ende zu bereiten.
Seither liegt der Befund ganz unten in einem Stapel mit anderen Unterlagen zusammen und wurde seither nicht mehr gelesen.
Einzelne Details dieses Obduktionsbefundes möchte ich uns und den Leserinnen und Lesern dieses Buches ersparen.
Wir wurden danach nicht mehr auf den Obduktionsbefund angesprochen, auch nicht während eines späteren Aufenthaltes in einer Klinik, die in ihren Broschüren und auf ihrer Website im Internet ausdrücklich hervorhob, zur Genesung von „**posttraumatischen Ereignissen**“ besonders prädestiniert zu sein.

Täglich warteten wir auf eine Nachricht über den Verbleib des rechtsmedizinischen Befundes. Aber nichts geschah, wobei damit gemeint ist, dass weder der Kinderarzt noch eine behördliche Stelle es für erforderlich hielten, uns über den aktuellen Stand zu informieren.
Bis meiner Frau eines Tages der Geduldsfaden riss, sie direkt bei der zuständigen Staatsanwaltschaft anrief und sich mit dem verantwortlichen Staatsanwalt verbinden ließ. Mit fast väterlicher Stimme und einfühlsamen Worten erklärte uns nun dieser Mann woran unsere Tochter gestorben war.
„Es sieht alles danach aus, dass ihre Tochter eine Mandelentzündung bekommen hat, die, durch den heißen Sommer bedingt, unentdeckt geblieben ist.
Weiter meinte er: *„Die Streptokokken verbreiteten sich deshalb sehr schnell im gesamten Rachenbereich und fanden dadurch auch den kürzesten Weg direkt zum Herz. Dies führte dann unmittelbar zu einer Herzmuskelentzündung, die dann, weil unbemerkt, zum Tode ihres Kindes führte. Es ist nicht auszuschließen, dass sich dieser Vorgang innerhalb von 3 Tagen vollzogen hat. Sie werden noch den Befund schriftlich von uns erhalten, aber das kann noch mehr als acht Monate dauern."*
Weiter sagte er: *„Ihre Tochter hat nichts davon mitbekommen als ihr Herz stehen blieb. Sie ist sofort bewusstlos geworden, so als ob sie unerwartet eingeschlafen wäre. Und noch eines möchte ich ihnen sagen, es trifft niemand eine Schuld, es war einfach nicht vorhersehbar. Der Grund warum ich eine Obduktion angeordnet hatte ist darin zu sehen, dass sich besonders die Eltern von Kindern Wochen und Monate später danach fragen, woran ihr Kind wirklich gestorben ist. Und dann ist es für eine Ursachenforschung oftmals zu spät. Ich habe die Obduktion deshalb in ihrem eigenen Interesse veranlasst. Und vergessen sie nicht, ihre Tochter hat keinen Augenblick gelitten."*

„Wie macht man weiter, wenn man zu verstehen beginnt?“

Es gab in den folgen Wochen und Monaten fast keinen Moment, wo wir nicht an unser Kind gedacht haben. Erschreckt reagierten wir auf das kleinste Geräusch in der Wohnung, manchmal sogar im festen Glauben, dass sie gleich vor uns stehen würde. Wenn es zu still wurde, war es unerträglich. Also wurde das Radio angemacht. Aber welche Art von „Unterhaltung“ war auszuhalten? Anfänglich wussten wir noch nicht, auf was wir wie reagieren. Leise klassische oder klerikale Musik führte unwillkürlich dazu, dass wir tiefer und tiefer fielen und zunehmend der Wunsch aufkam, unserem Kind möglichst bald ins Grab zu folgen. Was uns nur davon abhielt, war die unterschiedliche Gemütsverfassung, die jeder von uns in diesen Wochen gerade durchmachte.

Oder waren es die Hits der Woche, die tagtäglich über den Radiosender gingen, nur unterbrochen von der Werbung? War da nicht gerade eine Kinderstimme, die sich genauso anhörte wie die Stimme deines Kindes? *„Papa, Papa, wie lange muss ich den noch laufen bis wir die 20 km endlich geschafft haben?“*, hörte ich diese Kinderstimme sagen oder wurde da nicht gerade wieder für ein Spielzeug geworben dass sie bestimmt interessiert hätte?

Der eine oder andere Hit der Woche, gehörte doch auch zu denen, die dein Kind spontan aufspringen ließ, um in rhythmischen Bewegungen danach zu tanzen. Da konnte man Phil Collins hören, der die Titelmusik zu einem Trickfilm gesungen hatte, und dieser zu dem ersten Kinobesuch deines Kindes in ihrem jungen Leben gehört hatte. Gerade noch schien sich der Übergang abzuzeichnen, der dein Kind zwangsläufig aber scheinbar rasend schnell in eine andere Altersklasse wachsen ließ. Weniger Bibi und Tina oder Benjamin Blümchen, dafür mehr Harry Potter und andere Bücher. Nein, dieser stete Übergang wurde jäh durch ihren Tod gestoppt. Nur der schnelle Übergang vom blühenden

Leben in den unbegreiflichen, unfassbaren Tod hatte sich auf schreckliche Weise vollzogen.
Das letzte Mal, als wir zusammen saßen, war das gemeinsame Frühstück wenige Minuten vor ihrem Tod. Nun saßen wir am selben Platz, den leeren Stuhl in der Mitte und jeder von uns spürte diese Riesenlücke, die sich durch den Verlust aufgetan hatte. Uns blieb dabei nahezu der Bissen im Halse stecken und ganz beiläufig und apathisch nahmen wir die Nahrung zu uns. Eigentlich brauchten wir ja nichts mehr essen, nichts mehr zu uns zu nehmen. Warum aß man überhaupt noch? Wir kamen uns darüber ein, dass dieser Familientreffpunkt seine Bedeutung nicht nur verloren hatte, sondern unerträglich wurde. Unser Kind ist nicht mehr da, sie ist weg, einfach weg. Also muss dieser Platz, der nur noch schmerzvolle Erinnerungen hervorrief, weg, einfach weg. Ja, man konnte sich helfen, um zu vergessen, um nicht ständig erinnert zu werden an sein Kind. Nur das Radio ausmachen, um keine Musik zu hören, nur das Fenster schließen, um keine Kinder zu hören, nur die Möbel entfernen, die an die schönen gemeinsamen Stunden erinnerten, nur die Fotos von den Wänden nehmen, auf denen sie abgebildet war, nur nicht das Essen kochen, das sie so gerne mochte, nur keine Fernsehfilme ansehen, worin Kinder vorkamen, nur nicht die Orte aufsuchen, die wir gemeinsam besucht hatten.
Einfach nur nicht darüber reden, dass dein Kind tot ist, nur nicht...nur nicht...nur nicht!

„Ich glaube es geschieht hier bald was Schreckliches, wir brauchen Hilfe von Menschen, die genau wissen was zu tun ist“, sagte meine Frau eines Tages, als sie sich gerade mal nicht in einem Tief befand. Hilfe, was kann uns denn noch helfen? Helfen kann uns doch nur, dass unser Kind wieder zurückkommt. Was sollen wir noch darüber reden mit Menschen die unser Kind doch gar nicht gekannt haben? Hatten wir nicht schon mit dem Pastor darüber gesprochen, der seinen Gott nicht erklären konnte? Hatten wir nicht schon mit Menschen gesprochen, die unser Kind kannten? Ja, wir hatten auch schon mit Menschen gesprochen, die unser Kind persönlich nicht gekannt haben. Aber konnten sie alle

wirklich helfen? Anteilnahme und auch manchmal Mitleid war zu spüren, aber Hilfe? Hilfe, um noch länger leben zu müssen, hieße ja auch länger leiden zu müssen. Natürlich kamen auch Ratschläge von Einzelnen, die wir kannten. *„Meldet euch doch mal da oder dort, geht mal hin, um euch beraten zu lassen“*, hieß es dann oft.
Klang das nicht auch etwas nach: *„Lass mich in Ruhe mit deinem Problem“*, oder *„Die Anderen können vielleicht etwas für euch tun, aber ich nicht.“* Es hörte sich auf jeden Fall besser an als:*„Nehmt euch doch ein paar Pflegekinder, um euch eine Weile abzulenken.“*

Wie würde diese Hilfe durch Menschen, die man vorher nicht persönlich gekannt hatte, aussehen? Würde man dort mit vielen Trauernden im Kreis sitzen und von seinem Kind erzählen und die Schicksale der anderen Kinder erfahren? Würde das nicht genau das Gegenteil bewirken? Hatten wir doch gerade davon gehört, dass ein Elternpaar vorhatte, am bevorstehenden Wochenende zu einem Trauerseminar zu fahren. Sie hatten kürzlich ihre 7-jährige Tochter verloren und ihnen war nur der 10-jährige Sohn geblieben. Ein Geschwisterkind, das nun auch erst lernen musste mit der eigenen Trauer und der Trauer der Erwachsenen zu leben. Was blieb da wohl alles auf der Strecke? Nur nicht weinen, wenn die Mama das sieht, dann weint sie doch auch. Und dann der Vater, der daheim versuchte, seine Tränen nicht zu zeigen, aber diese im beruflichen Alltag nicht zurückhalten konnte und mit mehr als 120 km/Std. über die Autobahn raste und dabei ständig auf das Lenkrad schlug und den Namen seines toten Kindes rief. Würden sie wirklich Hilfe bekommen? Es heißt ja bekanntlich, jeder Mensch trauert anders. Wie soll man sich in der Partnerschaft oder Familie trösten, wo jeder doch Trost braucht? Was blieb nach diesem Wochenende übrig?
Trost, Zuversicht, Lebensmut, Resignation, Gewissheit oder eine *ver-rückte* Lebensauffassung?

Eine uns unbekannte Frau hatte uns wenige Tage nach dem Tod unseres Kindes angerufen, um ihr Mitgefühl zum

Ausdruck zu bringen. Danach schilderte sie uns ihr persönliches Schicksal. Ihre Tochter und ihr Enkelkind waren bei einem Wohnungsbrand ums Leben gekommen.
Obwohl dieses Unglück bereits zwei Jahre zurücklag, würde sie keine Nacht durchschlafen. Sie bot uns ihre Hilfe an, um uns aber abschließend folgenden Satz mit auf dem Weg zu geben. *„Sie werden tagtäglich den Wunsch verspüren sich selber umzubringen."*
War das die Hilfe, die wir wirklich benötigten? An dem Punkt waren wir doch schon längst angelangt. Was uns fehlte war eine saubere und sichere Lösung. Kein Zug, keine Brücke nein auch keine Rasierklingen. Dann schon eher einschlafen und nie wieder aufwachen.

–Aber wie stellt man das an, was braucht man dazu? – Reichen die Beruhigungstropfen, die man inzwischen gesammelt hatte? –Was ist wenn sie einen nur dauerhaft schädigen und nicht helfen seinem Wunsch näher zu kommen? –Was ist mit dem Auto wenn der Motor läuft und die Abgase einem unwiederbringlich aber gnädig die Sinne schwinden lassen?– Vielleicht braucht man beides zusammen, die Tropfen und die Abgase, um ganz sicher zu gehen, um letztendlich erfolgreich zu sein.– Wenn der Weg einmal beschritten ist, darf und kann es kein Zurück geben, nein, dann wollen wir auch für immer unsere Ruhe haben.– Wenn es denn ein Leben danach geben sollte, würden wir doch sogleich bei ihr sein, oder? –Wer hat denn noch gesagt, dass man bei einem Selbstmord nicht zusammenkommen würde?– Selbstmörder kommen sowieso in die Hölle!– Was für eine Hölle? –Wenn es denn einen Himmel und eine Hölle geben sollte, dann befanden wir uns schon längst in dieser Hölle!– Seit dem Tod unseres Kindes spürten wir jede Minute unerträgliches Leid und qualvolle Trennungsschmerzen.– Was kann uns da noch Grausameres passieren? – Lässt sich das etwa noch steigern? –Wieso funktionieren wir noch und werden nicht einfach verrückt? –Wenn es doch nur einen Knopf geben würde, auf den man bloß draufdrücken müsste, um für immer Ruhe zu haben.–

Der erste Anruf bei einer Einrichtung, die Hilfe für verwaiste Eltern anbot, verlief ebenso, wie die danach folgenden auch. *„Ja, wir bieten Hilfe für verwaiste Eltern an, aber im Moment treffen sich dort nur Frauen, denn Männer sind nicht darunter. Vielleicht kann ja ihr Mann trotzdem dazukommen und anderen Vätern ein Vorbild sein. Ob sich die anwesenden Frauen durch Ihren Mann gestört oder unsicher fühlen, kann ich Ihnen nicht sagen. Ja, wir haben auch davon gehört, dass sich 80% der Partner nach dem Tod des gemeinsamen Kindes trennen. Die Ursache dafür liegt in der Regel an der unterschiedlichen Art und Weise der Trauerbewältigung.*
Melden Sie sich, wenn Sie sich entschieden haben, Sie können jederzeit dazukommen, alleine oder gemeinsam.“

Heftig wurde anschließend bei uns über dieses Gespräch diskutiert. Sollte und konnte ein Vater, dessen Welt gerade zusammengebrochen war, als Vorbild für andere dienen? War das die für ihn zukünftig angedachte Aufgabe? Wobei kann ich als ehemaliger Vater Vorbild sein? Zeigen, wie schnell einem beim Sprechen über sein Kind die Stimme versagt und die Tränen in die Augen schießen? Um so die trauernden Mütter abzulenken und damit ihre mütterlichen Gefühle zu wecken. Oder war mehr der Mann gefragt, der nach außen hin seine ganze Stärke zeigen würde und die Fragen: *Na, wie geht es denn ihrer Frau?“* mit großer Gelassenheit und ruhiger Stimme erwartungsgemäß so beantwortete*:“ Sie hat zwar noch große Probleme weil unsere Kind tot ist, aber wir schaffen das schon.“*

Nein, für beides würde ich mich nicht eignen und ausgeben. Beruflich und erzieherisch wollte ich gerne immer ein Vorbild sein, aber jetzt hatte ich ein großes Problem, auf das ich nicht vorbereitet war, mich nicht vorbereiten konnte, das hieß: „Mein Kind ist tot!“
Da eignet man sich nicht als Vorbild. Dazu braucht man Kraft und Ausdauer, ein klares Konzept und ein Ziel. Aber über nichts davon konnte ich verfügen. Im Gegenteil, ich würde mich an einer Aufgabe, die in die Zukunft gerichtet war

schwer tun, denn ich war gerade dabei abzuschließen, ...alles, ...und für immer.

Warum setzen wir uns überhaupt noch damit auseinander? Es war doch schon alles klar, alles geregelt. Jeder von uns wollte irgendwann nicht mehr. Jetzt kam es nur noch darauf an, dass wir uns im gleichen Moment einig waren. Wenn wir uns in den folgenden Wochen über fehlgeschlagene Versuche auf der Suche nach Hilfe von Außen unterhielten, spürten wir manchmal so etwas wie; ist ja schon unbegreiflich wie alleine man doch sein kann, wenn man Hilfe braucht. Dann war da plötzlich ein wenig Trotz zu spüren. Heute frage ich mich, war das schon der erste, wenn auch unbewusste Schritt zu einer (Selbst-) Therapie?

Offensichtlich zeigten wir, wenn auch unbewusst und niemals wirklich beabsichtigt, Anzeichen dafür, unserem Leben ein schnelles Ende zu bereiten. Vielleicht drückten unsere Worte soviel Leere und Hoffnungslosigkeit aus, dass der eine oder andere Gesprächspartner einfach daraus schloss, dass, wenn ihm ein solches Schicksal widerfahren würde, er nicht mehr leben wollte.
Wie anders ist es zu verstehen, dass wir eines Tages von einem um uns besorgten Menschen eine Empfehlung bekamen, einen Psychologen aufzusuchen, der als viel beschäftigter und gefragter Mann in einer christlichen Einrichtung tätig war.
Ein Treffen mit ihm konnte trotzdem kurzfristig vereinbart werden. Schnell kamen wir mit ihm in ein ehrliches und offenes Gespräch über Lebensinhalte, Lebenswillen und Perspektiven. Nach 15 Minuten kam er zu dem Ergebnis, dass er sich um uns keine Sorgen machen müsste und wir sicherlich unseren Weg noch finden würden.
Das Gespräch wendete sich dann anschließend den Problemen karitativer Einrichtungen im Allgemeinen zu, die auf Grund ihrer finanziellen Engpässe mehr und mehr nicht in der Lage wären, die an sie gestellten Aufgaben und Erwartungen zu erfüllen. Es ging dann in dem mehr als einstündigen Gespräch um behördliche Hindernisse und kirchliche

Verfahrensfragen. Themen, die mich im „normalen“ Leben sicherlich sehr interessiert hätten, keine Frage. Aber wollten wir uns wirklich noch damit auseinander setzen? Hatten wir nicht selbst genug Probleme, unser „behindertes“ Leben in den Griff zu bekommen?
Anscheinend schienen wir für „Außenstehende“ stark und entschlossen zu wirken. –Aber waren wir das wirklich, oder spielten wir einfach nur unser Spiel „***Nur nichts anmerken lassen***“ so perfekt, dass auch ein erfahrener Psychologe nicht hinter unsere Maske schauen konnte?– Oder bedeutete dies, dass wir an diesem Tag einfach nur „gut“ drauf waren?– Immerhin stellten wir uns nach dem Gespräch die Frage, wem der Besuch und das Gespräch wirklich geholfen haben könnte.

Spätestens der tägliche Gang zum Friedhof ließ keine Fragen offen. Hier, am Grabe unseres Kindes, saßen wir dann oft stundenlang, in Gedanken versunken und auf das kleine Fleckchen Erde starrend, in der die sterblichen Überreste unseres Kindes in 3 Metern Tiefe der Vergänglichkeit ausgesetzt waren. Immer wieder gingen die Gedanken zurück, manchmal nur wenige Tage, als sie noch fröhlich singend mit einer Freundin im Auto saß, um nun wenige Meter davon entfernt für alle Zeit stumm in der, wenn auch geweihten, Erde zu liegen. Manchmal schweifte auch der Blick dabei zum Himmel, der mal strahlend blau, mal bewölkt oder grau, eine Frage nicht beantworten kann: „Blickt unser Kind auf uns herunter und bemerkt, wie sehr wir um sie weinen?“ Wollen wir, dass unser Kind uns so traurig sieht? Sie wäre doch auch traurig darüber, dass sie schon gestorben ist. Knapp zwei Jahre vor ihrem Tod hatte sie mal fast beiläufig gesagt: *„Wenn ich 100 Jahre alt werden will, muss ich noch 93 Jahre leben.“* Nein mein geliebtes Kind, es wurden keine 100 Jahre, die du so gerne gelebt hättest, sondern gerade mal neun!
„Wenn man so sehr um sein Kind trauert wie ihr, dann kommt es nie dort an wo es hin möchte, ihr müsst sie loslassen, sie befindet sich in einem Zwischenzustand“, hörten wir andere sagen.

Woher wussten sie das so sicher, fragten wir uns dann. Es ist doch noch keiner zurückgekommen.
Sehr oft wünschten wir uns, einfach auch in dieser Erde zu verschwinden, um unserem Kind ganz nah zu sein, für immer und ewig. *„Das dürft ihr euch nicht wünschen“*, hieß es dann, *„euer Kind würde das bestimmt nicht wollen.“* Hatten die eine Ahnung was unser Kind wollte?
Sie würde sagen: *„Warum lasst ihr mich alleine in den Himmel ziehen, das möchte ich nicht, ihr müsst mitkommen, sonst gehe ich nicht! Bitte Papa, bitte Mama, wir wollten doch immer zusammenbleiben, haben wir uns doch mal versprochen! Ich kenne doch hier oben Niemanden und bringt bitte Shelly und mein Diddle-Album mit, bitte!“*
Warum gab es nicht einfach einen Knopf, auf den man nur draufdrücken musste? Wir fanden, das wäre die beste und humanste Lösung, um danach vor lauter Tränen die Blumen auf dem Grab tanzen zu sehen.
Einmal schob sich ein Schatten vor diese Blumen, und ich erblickte eine ältere Dame, die sich zwischen uns, die wir auf der Bank saßen, und das Grab stellte und uns mit den Worten ansprach: *„Hatte ihre Tochter an dem Tag als sie starb eine rote Hose und ein weißes T-Shirt an? Ich habe sie nämlich am Mittwoch, den 9. Juli, um 9:30 Uhr auf dem Schulhof gesehen und dann,......dann war sie plötzlich verschwunden.“*
„Aber um diese Zeit war sie doch schon über eine Stunde tot“, erwiderte ich ihr. Sie zuckte daraufhin nur mit den Schultern, und bevor sie weiterging sagte sie noch fast leise: *„Ich habe sie trotzdem gesehen, da bin ich mir ganz sicher.“*

War es das, was wir brauchten um weiterleben zu wollen? Oder mehr die mitfühlend gemeinten Worte einer Bekannten? *„Bei uns in Italien sagt man, wenn so ein besonderes Kind gestorben ist; dieses Kind hat Gott nur für sich gemacht und nun zu sich geholt,“* schilderte sie uns.
Nein, für uns war es einfach unvorstellbar, dass unserem Kind das Leben genommen wurde, einfach so, um es zu sich zu holen.
Denn nicht nur wir konnten uns mit ihrem Tod nicht abfinden, unser Kind hätte es ebenfalls nicht gewollt, so früh

zu sterben, sie hatte doch noch so viele Pläne in ihrer oftmals mitreißenden Lebensfreude.

Einmal fanden wir den Brief einer 11-jährigen Mitschülerin auf ihrem Grab mit folgendem Text:
„Liebe Julia! Ich werde zu Gott sagen: „Du hast doch schon so viele Engel, gib mir meinen wieder zurück. Es gab nur ein Mädchen, was so ein nettes Wesen hatte und so ein nettes Gesicht und lachen konnte sie gut." Und es war nicht richtig, dass Gott uns Julia so früh genommen hat, sie war noch zu jung um zu sterben, sie war so nett. Wir werden sie alle sehr vermissen und es tut allen weh, dass wir von Julia Abschied nehmen mussten. Wir sind alle traurig, Julia, wir haben dich alle sehr lieb. Deine Jennifer"

Wie sollte eine 11-Jährige etwas begreifen, was für uns als Eltern einfach unbegreiflich war und sicherlich niemals zu verstehen sein wird?
Ich erinnere mich noch ganz genau, dass ich im Krankenhaus beim Anblick unseres toten Kindes spontan *„Mein Gott"* gerufen hatte, um dann kurz danach unter Tränen: *„Es gibt keinen Gott, es kann ihn einfach nicht geben!"*, auszustoßen.
In den folgenden Wochen und Monaten kam der Glaube an Gott immer wieder in einzelnen Gesprächen vor und wir stellten fest, dass viele Menschen ohne ihren festen Glauben daran, nicht leben könnten und nicht mehr leben wollten. Die Zwiesprache mit ihrem verstorbenen Kind konnte nur erfolgen, wenn der Glaube an Gott vorhanden war. *„Ein Mensch ohne Glauben befindet sich ganz nahe am Abgrund"* hatte einmal der Drehbuchautor und Regisseur Edgar Reitz (Heimat) gesagt.

Ja, wir befanden uns ganz nahe am Abgrund, aber viele Menschen, die ihr Kind verloren hatten, auch. Da spielte es keine Rolle, ob es sich dabei um eine sog. stille Geburt handelte, oder der langsame Verfall bei einer Krankheit, der plötzliche und unerklärliche Tod, die Ermordung oder ein Verkehrsunfall. Der Abgrund tat sich an vielen Tagen auf und

manchmal hätte es nur eines kleinen Anlasses bedurft, um den endgültigen Schritt zu vollziehen.
Da unterschieden sich die Menschen, die an Gott glaubten, von denen, die nicht daran glauben wenig. Aber die Zwiesprache mit seinem Kind fällt wohl leichter, viel leichter.
Später schrieb mir mal eine Mutter, die ihr Kind zur Welt gebracht hatte, es aber niemals mit nach Hause nehmen durfte, wo es dann nach 1½ Jahren, trotz intensiver Pflege und Versorgung, im Krankenhaus verstarb: *„Ich höre mir inzwischen diese Engelslieder[3] schon zum hundertsten Mal an, und sie geben mir immer wieder die Kraft und die Möglichkeit mein Kind mehr und mehr loszulassen.“*

Hielten wir in unserer Sprachlosigkeit und Verzweiflung Zwiesprache mit unserem Kind? Die einzige Sorge, die uns beschäftigte war, dass unser Kind zusehen musste, wie wir um sie trauern. Nein, das wollten wir auf keinen Fall. Da war es leichter und erträglicher für uns, nicht an ein Leben danach zu glauben. Wenn man starb, war es eben vorbei, das Leben, und das war es. Vorher, bevor man geboren wurde, war man ja auch ein Niemand. So ist die Natur, die Evolution eben. Ein Kommen und Gehen. Alles hat seine Zeit. Und wenn diese abgelaufen war, blieb nicht mehr viel übrig außer den sterblichen Überresten.

–Aber was ist mit der Seele, die wir doch alle haben? –

Nach christlicher Prägung gibt es die Vorstellung, dass sich beim Tode Seele und Körper trennen. Jesus selbst sagt im Lukasevangelium kurz vor dem Sterben zu einem seiner Mitgekreuzigten (Lukas 23, 45): *"Wahrlich ich sage dir: Heute wirst du mit mir im Paradies sein."*

---

[3] Eine, mit einem Sprechgesang und unterlegter Musik, bespielte CD.

Und im Johannesevangelium 11, 25f sagt Jesus:
"Ich bin die Auferstehung und das Leben. Wer an mich glaubt, der wird leben, auch wenn er stirbt; und wer da lebt und glaubt an mich, der wird nimmermehr sterben."
Paulus weiß sogar zwischen einem vergänglichem "natürlichem Leib" und einem unvergänglichem "geistlichem Leib" jenseits der Todesgrenze zu unterscheiden.
(siehe Anmerkung[4])

Sicher hatte man sich oft gefragt, was mit den verstorbenen Menschen, die man persönlich gekannt hatte geschehen war. Besonders die Menschen, die im eigenen Leben eine besonders wichtige Rolle innehatten, wie Eltern, Freunde und Verwandte. Aber das eigene Kind sterben zu sehen oder von dessen Tod zu erfahren, hatte einfach eine bisher unvorstellbare Dimension und Auswirkung.

Als wenige Monate später anlässlich des Totensonntages ein Gottesdienst stattfand, wurden auch sämtliche Namen der in der Gemeinde im selben Jahr verstorbenen Menschen mit ihren Altersangaben vorgetragen.
Ein guter Freund, mit dem wir darüber sprachen hatte zuvor gemeint: *„Was glaubt ihr denn, was in der Kirche geschieht? Da wird doch nur der Name vorgelesen“,* und hatte damit seine Abwesenheit entschuldigt.
In jedem Monat des Jahres waren Menschen gestorben. Viele davon erreichten ein hohes Alter, sicherlich für manchen von ihnen zuletzt sehr beschwerlich und ihr Tod war eine Gnade. Als aber der Monat Juli genannt wurde und neben dem Alter unseres Kindes auch ein wenig über sein kurzes Leben zu hören war, fragten sich sicherlich nicht nur wir als Eltern, die

---

[4] Anmerkung: "*Es wird gesät verweslich und wird auferstehen unverweslich. Es wird gesät in Niedrigkeit und wird auferstehen in Herrlichkeit. Es wird gesät in Armseligkeit und wird auferstehen in Kraft. Es wird gesät ein natürlicher Leib und wird auferstehen ein geistlicher Leib.*"
1. Korinther 15, 42-44

zu unserer großen Erleichterung von einem befreundeten Ehepaar mit seinen beiden Kindern begleitet wurden, warum denn dieses Kind schon sterben musste. Nein, eine Antwort würden wir hier nicht finden, aber ein wenig Trost sicherlich.

Mit der Zeit hatten wir es uns angewöhnt, die meisten Stunden im Zimmer unseres Kindes zu verbringen. Wir zogen dann die großen und schweren Vorhänge an der Wohnungseingangstür zu und ließen auch manchmal das Telefon läuten ohne es abzuheben. Von der Straßenseite aus war nicht zu erkennen, ob wir uns zu Hause befanden.
Um dieses Zimmer erträglicher zu machen, hatten wir es mit einer ganz anderen Tapete als zuvor versehen, die Möbel umgestellt und teilweise durch andere ersetzt. Ja, dort hatten wir das Gefühl ihr ganz nah zu sein, hier war ihre Welt, ihre Bilder, ihre Basteleien, ihre zahlreichen Puppen und gesammelten Steine. Sie hatte schon immer gerne Steine gesammelt, um sie anschließend ganz nach ihrem persönlichen Geschmack zu bemalen. Dazu zählten auch eine größere Anzahl von Kieselsteinen, die sie während eines Urlaubs am Realtobeach/USA gesammelt hatte. Wir mussten danach auf dem Flughafen für das Übergewicht nachzahlen und vermuteten auch darin die Ursache für einen Leistenbruch, den sich ihr Papa wohl im Urlaub zugezogen hatte und der anschließend operiert werden musste.

Heute würde ich größere, um nicht zu sagen alle Opfer bringen, um sie zurück zu bekommen. Einen besonderen Platz hatten diese Steine nicht eingenommen, außer, dass sie so bunt wie sie waren, die ganze Fensterbank schmückten. Zwischenzeitlich hatte sie eine größere Steinsammlung geschenkt bekommen, auf die sie ganz stolz war. Da waren dann Lavasteine mit Schwefelspuren vom Ätna/Italien und Rubine in Zoisit aus Tansania/Afrika sowie Calcitbrocken mit Rauchquarz-kristallen aus Kerpen/Eifel zu bewundern.

Wenige Wochen vor ihrem Tod hatte sie in einem Naturkundemuseum einen sog. Pyrit erstanden, weil er so golden glitzerte. Nun hatten wir eine Vitrine in ihren Raum gestellt, um all diese Steine, zusammen mit einen Foto von ihr, jederzeit sichtbar unterzubringen. Da saßen wir nun im abgedunkelten Zimmer unseres Kindes und versuchten zu begreifen was geschehen war. Oft fühlten wir uns dabei, wenn auch nur für kurze trügerische Momente, ganz nah bei ihr. Das waren auch die Momente, die den Sinn des Weiterlebens zunehmend in Frage stellten. Wie sollten wir bloß weitermachen und für wen? *„Ihr habt doch noch euch“,* wurde uns oft von anderen gesagt.

War dieses Leben ohne unser Kind aber noch etwas wert, also lebenswert? Natürlich hatten wir schon eine gemeinsame Zeit vor unserem Kind. Da waren wir doch auch glücklich und zufrieden und das jahrelang.
Und nun, nach wenigen Wochen und Monaten ohne den Lebens-Inhalt und der alles erfüllenden Aufgabe KIND?
Da gab es scheinbar nur eine Gemeinsamkeit, nämlich gemeinsam unglücklich zu sein und gemeinsam nach einem Weg zu suchen, unserem Kind ganz nah zu sein. Später, während eines Kuraufenthaltes, besuchten wir einmal ein Kino, um uns abzulenken. In der Klinik fand zur gleichen Zeit gerade eine kleine Weihnachtsfeier statt, an der wir auf keinen Fall teilnehmen wollten. Warum auch und für wen? Für uns stand fest, dass wir niemals mehr Weihnachten feiern wollten ohne unser Kind. Sie lebte nicht mehr, also gibt es auch kein Familienfest mehr.

Fast am Ende des Films hörten wir einen Akteur folgende Sätze sagen, die sehr verdeutlichen welche Frage wir uns in diesen Wochen und Monaten nach dem Tod unseres Kindes gestellt haben:

„Wie knüpft man an, an ein früheres Leben,
wie macht man weiter,
wenn man tief im Herzen zu verstehen beginnt,
dass man nicht mehr zurück kann?
Manche Dinge kann auch die Zeit nicht heilen,
manchen Schmerz, der zu tief sitzt
und einen fest umklammert."[5]

Schon im Herbst hatten wir uns hin und wieder darüber Gedanken gemacht, wie wir das bevorstehende Weihnachtsfest verbringen sollten. Anfänglich dachten wir nicht in Zeiträumen von Wochen geschweige denn von Monaten, da lebten wir nur von einem Tag zum anderen. Aber die „Öffentlichkeit“ zwang uns immer wieder dazu, an Weihnachten zu denken. Sei es durch Ankündigungen von Weihnachtsferien oder die vorweihnachtlichen Auslagen in den Geschäften, hin und wieder erklang schon die entsprechende Musik, die an dieses Familienfest erinnerte.

Uns holte dann jedes Mal die Erinnerung an unsere gemeinsamen Weihnachten ein. Schon Wochen davor hatte unsere Tochter angefangen, einen Wunschzettel aufzuschreiben, der mit jedem Tag lang und länger wurde. Einmal hatte sie sich einen speziellen Kinderspielsachenkatalog genommen und es tatsächlich geschafft, knapp 80% aller Artikel auf ihren Wunschzettel zu übertragen. Einen dieser Wunschzettel fanden wir dann wenige Wochen nach ihrem Tod zwischen vielen Unterlagen. Wir hatten ihn dort selber versteckt, um unser alljährliches Spiel zu pflegen, obwohl sie schon lange wusste wer ihn an sich nahm. Nein, diesmal war zu befürchten, dass uns das bevorstehende Familienfest den Rest geben würde, und dessen Folgen wir einfach nicht einschätzen konnten.
Eine Anfrage zwecks einer gemeinsamen Kur wurde bei unserer Krankenkasse geradezu bereitwillig und zuversichtlich entgegen genommen. Nachdem die

---

5 Aus Herr der Ringe, Teil III

Kostenübernahme auf dem Schriftwege geklärt war, erhielten wir wenige Tage danach eine Einladung zu einem Vertrauensarzt.

Sicher würde er auch sofort erkennen, dass wir aus der „Spur“ geraten waren und Unterstützung brauchten. Unterstützung, die wir manchmal sogar nicht mehr für erforderlich hielten, weil wir bereits mit allem abgeschlossen hatten. Warum sollte uns überhaupt jemand helfen, wenn wir doch die meiste Zeit nur ein Ziel vor Augen hatten, das hieß nun mal: *„Ich möchte zu meinem Kind, wenn möglich bald.“* Natürlich ist seelischer Schmerz nicht gleich anzumerken, geschweige denn anzusehen, es sei denn, jemand nimmt sich die Zeit dazu und versucht in einem Gespräch herauszufinden, woher der Kummer kommen könnte.

„Warum wollen sie denn in Kur?“, fragte der einen Kopf kleinere Vertrauensarzt, während er schon mit einer kleinen Lampe in meinen Augen nach den Ursachen für meine Anwesenheit suchte. *„Unser Kind ist vor wenigen Wochen gestorben“,* antwortete ich mit belegter Stimme. *„So, so hmm...hmm.“* gab er zur Antwort und verzog dabei keine Mine. *„Wir würden Weihnachten nicht gerne zu Hause in der leeren Wohnung verbringen, denn es wäre ja das erste Weihnachtsfest ohne unser Kind“,* ergänzte ich noch, während ich gleichzeitig mit meinen Tränen kämpfte und er derweil zielsicher in meine Ohren leuchtete. *„Legen sie sich mal hier auf die Liege“,* meinte er nur knapp und fing an, mit einem kleinen Hämmerchen die Gelenke abzuklopfen. Dann meinte er plötzlich: *„Und, was machen sie im nächsten Jahr?“,* wobei mich seine Stimme plötzlich an einen früheren Bundeswehrfeldwebel erinnerte. Sprach aber dann gleich weiter ohne eine Antwort abzuwarten: *„Sie können doch nicht einfach abhauen, das hilft überhaupt nicht“,* soviel stand für ihn schon mal fest. *„Ich kenne das, wenn nach Hilfe gerufen wird, da geht es oft nur ums liebe Geld.*

Sowie in Überlingen kürzlich.....das Flugzeugunglück[6]*......da wird erst gejammert und gejammert.....aber hinterher geht es doch bloß darum, wie viel Geld jeder einzelne der Hinterbliebenen bekommen kann",* sagte es und deutete mit einer Handbewegung an, dass nach einer Blutabnahme die Untersuchung beendet ist.

Was ließ mich nur so gleichgültig sein bei solchen Äußerungen? Früher hätte man einen solchen Menschen danach gefragt, ob bei ihm noch alles in Ordnung sei oder zumindest, ob er sich darüber im Klaren sein würde, was er da für einen Mist von sich gegeben hätte. Aber nun, nun ließ man solche menschenverachtenden Sprüche einfach unbeantwortet. Lag es an dem Abgrund, den man immer wieder spürte, mal mehr und mal weniger?
Nein, ich hatte kein Interesse daran, einen Menschen eines Besseren zu belehren, dem offensichtlich die menschliche Größe abhanden gekommen war, wenn er sie denn überhaupt jemals besaß. Ich brauchte meine ganze Kraft für mich und für uns und unser zukünftiges Leben, wenn es denn überhaupt noch eines geben sollte.
Zwischenzeitlich hatten wir noch als Elternpaar versucht gemeinsam, also zu Zweit, bei verschiedenen Psychologen einen Gesprächstermin zu bekommen. Aber ohne jedes „Ergebnis" (Erfolg an dieser Stelle zu sagen fällt mir sehr schwer).
Einmal hieß es sehr bedauernd: *„Wir haben keine Termine frei",* oder, und das traf vielleicht eher zu *„Wir kennen uns da nicht aus und haben keine Erfahrungen darin."* Waren trauernde Eltern wirklich etwas Außergewöhnliches, etwas Exotisches, etwas womit man sich nicht auskannte? War es wirklich einfacher, nur einer einzelnen Person gegenüber zu

---

[6] Bei dem Flugzeugunglück in Überlingen starben im Juli 2002 insgesamt 71 Menschen, überwiegend Kinder, weil ein Fluglotse für einen kurzen Moment den Überblick verloren hatte. Dieser wurde 1½ Jahre danach von einem Vater aufgesucht, dessen Kinder und Frau bei dem Unglück verstarben. Während einer kurzen Diskussion tötete ihn der Hinterbliebene mit mehreren Messerstichen.

sitzen, um ihr zuzuhören und dann mit psychologischer Erfahrung darauf gezielt Einfluss nehmen zu können?
Schnell hatten wir das Gefühl, vielleicht auch vorschnell, dass wir mit unserem Problem so ziemlich alleine gelassen wurden und es nur alleine von uns abhängen würde, den Tod unseres Kindes entweder zu verkraften oder daran zu Grunde zu gehen. Dass es die Hilfe bestimmt geben würde, wobei es erstmal zweitrangig war, ob sich dabei um mehr oder weniger „professionelle Hilfe“ handelte, davon waren wir ganz sicher überzeugt. Nur eines wussten wir nicht, wie und durch wen wir sie bekommen könnten.

War es die inzwischen genehmigte Kur in einer psychosomatischen Klinik, die uns über die Festtage und den Jahreswechsel bringen würde?

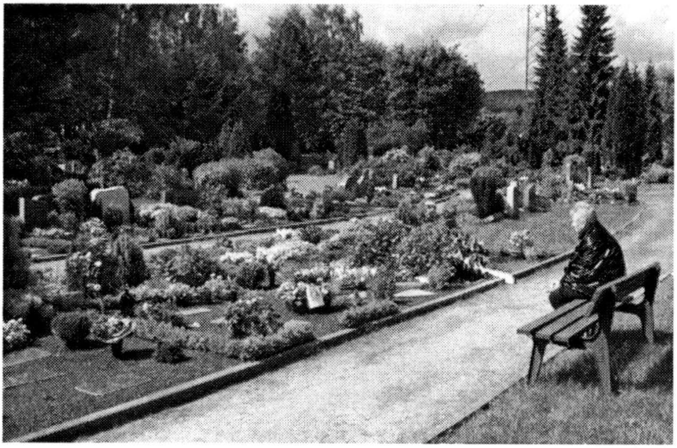

Der richtige Platz.

Inzwischen waren die Tage merklich kürzer geworden und der Grabschmuck nun etwas weniger bunt. Dafür erleuchteten die zahlreichen Kerzen allabendlich nicht nur das Grab, man konnte sie auch von der benachbarten Straße aus sehen, sogar aus dem Auto heraus, wenn man langsam daran vorbei fuhr. Oft sprachen uns Bekannte darauf an, dass sie im Vorbeifahren hin und wieder einen Blick auf das Grab werfen, es aber in Kürze bestimmt mal aufsuchen würden. Eine ehemalige Lehrerin sagte einmal zu uns: *„Ich habe zuerst nicht verstanden, warum ihr nicht eine ruhigere Ecke für euer Kind gewählt habt, finde aber inzwischen, dass es der richtige Platz ist."*

Ja, das Grab unseres Kindes war ein ganz besonderer Platz, fanden wir. Und das lag bestimmt nicht nur an den vielen Gräbern, die dort in den letzten Jahren erst angelegt wurden und gerade deshalb oft der Eindruck eines großen Blumenmeeres entstand. Auch war es nicht die einzige Bank die, auf unsere Bitte hin, sich nun direkt gegenüber dem Grab befand und für viele Menschen ein Platz der stillen Besinnung wurde.

Unser Kind liebte das Leben und sorgte immer für Abwechslung und Veränderungen. Da wäre eine stille Ecke zwischen Jahrzehnte alten Gräbern mit dunklen Grabsteinen und vielen Sträuchern nicht der passende Platz für sie gewesen. Manchmal geschah es auch, dass wir einfach nur an diesem Friedhof vorbeifuhren und uns dann mit großem Erschrecken wieder bewusst wurde, dass ja unser Kind dort liegt und wir es wohl niemals wieder sehen würden. Besonders wenn es dunkel war, hielten wir dann unser Auto an, um die brennenden Kerzen einmal von der Straße aus zu sehen. Weil dein Kind tot ist, brennen diese Kerzen. Da ist niemand zu Hause, der auf dich wartet. Du kannst auch hier bleiben, einfach nur dasitzen und darauf schauen.
–Vielleicht wäre das ja der richtige Platz für uns, um zu ihr zu kommen? Oft schon hatte man davon gehört, dass Menschen in ihrem Auto gefunden wurden. So schwer kann das ja wohl nicht sein. Vielleicht noch etwas leise Musik dazu hören und den Blick auf das Grab gerichtet? Den laufenden Motor würde niemand wahrnehmen, dafür fuhren zu viele Autos hier vorbei. Wie lange würde das Auto wohl unentdeckt bleiben, 12, 24, 48 Stunden? –
–Wenn der Tank voll ist, würde der Motor tagelang laufen. In der Silvesternacht würde es bestimmt auch hier laut zugehen. Da sind die Menschen fröhlich und ausgelassen. Da fliegen Raketen in die Luft und der krachende Lärm der Böller würde alles übertönen. Ein Auto mit laufendem Motor fällt währenddessen bestimmt nicht auf. Vielleicht ist es ja auch ein Liebespaar, das nicht gestört werden möchte, während sie gemeinsam auf ganz anderen Wolken schweben? Entschweben, ja einfach davon schweben möchte man, um dann mit dem Kind wieder eins zu sein.–
Es ist der richtige Platz, hatten wir in den vergangen Wochen und Monaten mehrfach gehört. Aber auch dafür, seinem Kind wieder ganz nah zu kommen? Wenn doch der Wunsch und dieses Verlangen nur nicht so groß wären. Vielleicht wäre es für die anderen auch besser, wenn sie uns nicht mehr „ertragen“ müssten? Die meisten, die uns auf den Verlust unseres Kindes ansprachen, machten deutlich, dass sie oft an uns denken würden und auch mitleiden würden.

Da kam dann auch schon mal der Satz: *„Es macht mich einfach traurig, das Bild eures Kindes anzuschauen, deshalb habe ich es in eine Schublade gelegt"*, oder auch: *„Es macht uns immer furchtbar traurig, wenn wir an euch denken, bevor es uns dann ganz runter zieht, versuchen wir diese Gedanken zu vermeiden."*

Ja, es machte traurig, an sein verstorbenes Kind zu denken, aber wir konnten unsere Traurigkeit nicht einfach in eine Schublade legen oder die Gedanken an unsere Tochter vermeiden. Wir mussten diese Traurigkeit leben, jeden Tag, jede Stunde, jede Minute. Wie lange würden wir das noch aushalten fragte sich jeder von uns aber vielleicht auch der ein oder andere unserer Freunde? *„Wir waren uns mit anderen darüber einig, dass das dicke Ende noch bevorsteht"*, sagte einmal eine gute Freundin zu uns und weiter: *"Ihr wart bisher so unglaublich stark."* Waren wir wirklich so stark, oder lag unsere Stärke nur darin, anderen Menschen etwas vorzumachen, während wir gleichzeitig auf der Suche nach dem richtigen Platz waren oder diesen auch bereits gefunden hatten?

Wir bekommen Hilfe?!

Es war ein trüber und verregneter Dezembertag, als wir uns auf den Weg machten, eine Kur, nach einem sog. posttraumatischen Ereignis wie es hieß, in einem knapp 200 km von zu Hause entfernten Kurort anzutreten. Als wir losfuhren, fragten wir uns natürlich, was uns erwartet, aber vielmehr noch, wie es uns bei der Rückkehr ergehen würde? Freunde von uns und Familienangehörige hatten versprochen, sich während unserer Abwesenheit um das Grab zu kümmern. Wir hatten in unserem Leben schon jeder einmal eine Kur gemacht, wobei die letzte davon eine sog. Mutter-Kind-Kur in Cuxhaven war. Unsere Tochter hatte anfänglich bronchiale Probleme, die aber mit den Jahren mehr und mehr nachließen, bis sie überhaupt nicht mehr auftraten. Damals war es eine dreiwöchige Therapie, gemeinsam mit vielen Kindern und ihren Müttern. Und nun der harte Kontrast. Diesmal fuhren wir in eine Klinik, die es sich zur besonderen Aufgabe gemacht hatte, Menschen bei der Bewältigung ihrer seelischen Probleme und deren Auswirkungen zu helfen. Auch ging es darum, die Ursache für die einzelnen und sehr unterschiedlichen Fälle zu ergründen.

Auf Grund der genauen Wegbeschreibung fanden wir die Klinik recht schnell und reihten uns ein in die Gruppe der Neuankömmlinge.
Hatten diese Menschen etwa auch alle ihr Kind verloren? , fragten wir uns anfänglich? Sicherlich nicht, fanden wir, dafür waren einfach zu viele davon eine Spur zu fröhlich und locker. Nicht, dass wir es verlernt hatten zu lachen, aber lauthals losbrüllen kam uns irgendwie nicht in den Sinn. Aber vielleicht rissen sich ja alle, die wir trafen, nur etwas zusammen? Oder sie konnten sich noch besser verstellen als wir es oft für erforderlich hielten.

Wir erinnerten uns spontan daran, dass wir wenige Wochen, nachdem unser Kind gestorben war, einmal die Fußgänger-Zone in unserem dreißigtausend Einwohner zählenden Wohnort aufgesucht hatten. Anfänglich mit sehr weichen Knien, vergleichbar, als ob man in 70m Höhe eine Hängebrücke überqueren müsste die etwas schaukelte, dann schon etwas gefasster, auch wenn jeder einzelne Schritt sagte: *„Dein Kind fehlt dir an deiner Seite!“,* und unwillkürlich dabei die Tränen in die Augen trieb.
Damals trafen wir dann auch ein Ehepaar, das wir gut kannten und kamen mit ihnen ins Gespräch. Natürlich wurde versucht, nicht über unser Kind zu sprechen und wir konnten spüren wie erleichtert sie darüber waren. Da wurde dann über Ereignisse gesprochen, die zeitlich schon etwas länger zurücklagen. Und plötzlich geschah es, dass wir vier alle gleichzeitig über etwas lachen mussten. Täuschten wir uns, oder blickten uns einige der vorbeigehenden Fußgänger verwundert an? Immerhin waren es manche, die von unserem Schicksal wussten und nur manchmal stumm nickten wenn wir aneinander vorbeigingen.
Konnten und durften wir überhaupt lachen, obwohl unser Kind tot ist? *„Denen scheint ja der Tod ihres Kindes nicht besonders nahe zu gehen, so wie ich die vor kurzem in der Stadt habe lachen gesehen“,* hörten wir schon die Menschen sagen.
Vielleicht waren sie aber auch ein wenig erleichtert darüber und hatten dadurch in Zukunft weniger Hemmungen mit uns zu sprechen? Schon das wäre ein Grund gewesen, ein wenig mehr zu lachen statt nur zu weinen.

In der Klinik lief alles erst einmal nach Plan. Zuerst die Anmeldung, dann das Zimmer. Ein Ehepaar war offensichtlich ein Novum in dieser Klinik. Darauf war man einfach nicht eingerichtet, zumindest was die Zimmer betraf. *„Natürlich können sie die Zimmer nebeneinander liegend bekommen“,* betonte eine freundliche Krankenschwester:

„Wir haben schon alles für sie vorbereitet.“ „Dann sind wir wohl das einzige Ehepaar hier, oder?“, fragte einer von uns. *„Ja, das stimmt, sie dürfen sich so oft besuchen wie sie wollen, wir kontrollieren hier nicht“*, erwiderte sie scherzhaft und blickte uns dabei viel sagend an. Irgendwie waren wir erleichtert über den ungezwungenen Umgang, den wir in einer solchen Klinik einfach nicht erwartet hatten. Wir erhielten danach noch einige Anweisungen über Termine und Hinweise von Örtlichkeiten und richteten uns anschließend häuslich ein, soweit man das überhaupt so sagen konnte.

Das erste Gespräch mit der verantwortlichen Stationsärztin erfolgte bereits am gleichen Tag. Jeder von uns hatte einen anderen Gesprächspartner, und somit war eine unterschiedliche „Trauerbewältigung“ vorprogrammiert. *„Was hat ER denn?“*, fragte mich die für meinen Fall zuständige Frau, ohne mich aber dabei direkt anzublicken. *„Unser Kind ist vor 4 Monaten ganz plötzlich gestorben“*, erwiderte ich und spürte schon meine zunehmend beklemmend werdende Stimme. Dann wollte sie wissen wie alles geschah und hörte dabei interessiert zu. Auch als mir einmal die Stimme ganz weg blieb, zeigte sie stumm und mit dem Kopf nickend dafür Verständnis.
Nach meiner kurzen Schilderung meinte sie nur: *„Aber dafür ist ER ja auch hier“* und fragte dann in einem Atemzug nach einigen persönlichen Daten, die der Klinik wohl bisher noch fehlten. *„Morgen sehen wir uns hier wieder und werden dann gemeinsam ihrer Trauer mal auf den Grund gehen“*, meinte sie entschlossen und erhob sich dabei, um mich zu verabschieden.
Meiner Trauer auf den Grund gehen, hatte sie das wirklich so gesagt oder hatte ich mich nur verhört? Der Grund war doch klar, unser Kind, meine geliebte Tochter, war gestorben. Aber sicherlich würden wir am anderen Tag mehr Zeit damit verbringen, um über unsere Zeit nach dem schrecklichen Verlust unseres Kindes zu reden, dachte ich so bei mir.

Meine Frau schilderte mir später, dass sie während ihrer ersten Gesprächsstunde ähnliche Erfahrungen gemacht hatte.

Ursprünglich gingen wir davon aus, dass wir gemeinsam diese Therapie machen würden. Bisher gab es aber keinerlei Anzeichen dafür. Aber wir wollten ja auch nicht ungeduldig sein, schließlich hatten wir ja monatelang nach einer Unterstützung gesucht, die es uns ermöglichen sollte, mit dem Leben ohne unser Kind besser zurecht zu kommen.
Die erste Nacht alleine im Zimmer gehörte wohl auch schon dazu. Da lag man nun mit seinen traurigen Gedanken so ganz alleine und dachte darüber nach, wo man sich nun befand und was der Grund dafür war. Ja, vor einem Jahr, da ging es einem besser, viel besser als hier in dieser fremden Umgebung. Hätte man vor einem Jahr schon geahnt wie es 365 Tage später aussehen würde, einfach unvorstellbar, unbeschreiblich und unlebbar.

In dieser Zeit befand sich die Schulklasse unserer Tochter bei den Vorbereitungen zu einer Weihnachtsfeier. Die Kinder hatten fleißig geübt, um allen ein tolles Programm zu bieten. Wir gönnten uns in dieser Zeit den Besuch von „Nokia Night of the Proms“ und unsere Tochter meinte später bei unserer Rückkehr: *„Ihr könnt ruhig öfter ausgehen,“* wobei der Grund in der besonders nahrhaften Versorgung durch ein befreundetes Ehepaar lag. Ja, sie würde langsam selbständiger werden, dass war immer mehr zu spüren und wir freuten uns schon darauf. Sicherlich würden wir sie auch im kommenden Jahr mitnehmen zu dieser außergewöhnlichen Musikveranstaltung. Es würde ihr sicherlich gefallen, diese Mischung aus Popmusik und Klassik.
Denn Musik mochte sie, das konnte man bei ihr sehen und spüren. Es kam vor, dass sie bei bestimmter Musik plötzlich aufsprang, um sich mit rhythmischen und manchmal auch graziösen Bewegungen ganz vertieft den Klängen hinzugeben. Vielleicht sollten wir mal wieder das Musical „Starlight Express“ besuchen, da konnte sie doch schon viele Texte mitsingen?

–„Wen würden wir mitnehmen, unser Kind?“–

–„Das geht doch gar nicht, sie ist doch tot!“–

Leise konnte ich das Kratzen an der Wand vernehmen, das offenbar aus dem benachbarten Zimmer kam und nun störend in meine Ohren drang, um mich nun jäh aus meinen süßen Träumen herauszureißen. Da lag wohl meine Frau hellwach und konnte ebenfalls nicht einschlafen, weil sie an unser Kind denken musste. Ob sie vielleicht sogar weinen würde? Bestimmt, das ist ja auch die einzige Gefühlsregung, die sich mit zuverlässiger Regelmäßigkeit bei uns einstellte. Wir hatten in den vergangenen Monaten festgestellt, dass dieses Weinen einfach sein musste und jedem von uns zustand, ohne dass der andere versuchte ihn zu trösten. Trösten, wie sollten wir uns gegenseitig Trost geben, wo doch jeder von uns Trost brauchte? Nein, das gehörte inzwischen zu einer stillen Abmachung zwischen uns, wer weinen musste sollte auch weinen können, ohne dass sich der Partner verpflichtet fühlte trösten zu müssen oder auch mitzuweinen. Weinen ist doch das Einzige was uns, die wir noch lebten, geblieben war, um unserem Kind ganz nahe zu sein. Und in dieser fremden Umgebung waren wir mit unseren gemeinsamen Tränen ganz nah bei ihr, zwar getrennt aber doch irgendwie vereint.

Der Morgen begann mit einem Frühstücksbuffet im großen Klinikspeisesaal. Etwa 80 Menschen waren damit beschäftigt, entweder ihren Teller am reichhaltigen Buffet zu belegen, oder mal mehr oder weniger angeregt ein Gespräch mit anderen zu führen. Eine verantwortliche Mitarbeiterin empfing uns freundlich und führte uns zu dem Tisch, der, wie sie ausdrücklich betonte, ein fester Bestandteil unserer Therapie sein würde und niemals mit anderen Personen getauscht werden dürfte. Wir lernten zuerst unsere Tischnachbarn kennen und kamen ziemlich schnell mit ihnen ins Gespräch. Neben den üblichen Höflichkeitsfloskeln tauschte man auch die Gründe für diesen Kuraufenthalt aus.

„Ich bin von meinen Arbeitskollegen gemobbt worden“, sagte eine etwas nervös wirkende Frau mit schriller Stimme, und ein anderer Mann meinte fast teilnahmslos: *“Ich habe seit einem Jahr keinen Arbeitsplatz mehr.“* Und dann folgten minutenlange persönliche Lebensläufe, die nur dadurch

unterbrochen wurden, weil der nächste Termin bei der Ärztin anstand.

„Na, dann wollen wir mal, nehme ER doch Platz", sagte die Ärztin zur Begrüßung und schob sich die vor ihr liegende Tastatur zurecht. *„Ich habe einige Fragen, die wir nun gemeinsam besprechen sollten. Ich werde dann ihre Antworten sogleich in den PC eingeben,"* sprach sie weiter, nachdem sie wohl ihre richtige Schreibposition eingenommen hatte. Dann folgten Fragen über die Eltern und Geschwister und die persönlichen Erlebnisse mit ihnen während meiner Jugendzeit. *„Hat ihr Vater sie geschlagen, und was war er für ein Mensch? Ihre Mutter, welche Bildung hatte sie und was machte sie beruflich, kamen sie mit ihren Geschwistern gut klar?"* Schnell huschten ihre Finger dabei über die Tastatur, nur dadurch unterbrochen, dass sie ihre Brille hochschob, um das bereits Geschriebene am Bildschirm zu überprüfen.
„Ich habe da mal eine Frage", sagte ich ihr nach einer 45-minütigen Dauerbefragung über unsere Familiengeschichten während meiner Jugendzeit: *„Was hat meine eigene Jugendzeit mit dem Tod meines Kindes zu tun?"*
„Das kann ich Ihnen genau sagen", antwortete sie selbstbewusst (oder heißt das selbstgefällig?): *„Wenn wir herausbekommen, wie ER seine Kindheit verbracht hat, können wir auch Schlüsse daraus ziehen, warum ER heute unter dem Tod seines Kindes leidet."*

Diese Antwort musste ich erst einmal verdauen, darauf wäre ich nie im Leben gekommen. Würde das etwa bedeuten, dass alle Menschen die um ihr Kind trauerten, eine vergleichbare Kindheit hatten wie ich? Aber bei meiner Frau wusste ich es doch ganz genau, dass ihre Kindheit total anders verlaufen war als meine. Sie hatte doch keinen Vater, der seine Kinder schlug, besonders wenn er getrunken hatte. Sie hatte doch auch keine Mutter, die sich manchmal vor Verzweiflung das Leben nehmen wollte. Sie hatte doch auch nicht so viele Geschwister, mit denen sie in einem winzig kleinen Zimmer aufwachsen musste. Auch wenn das Verhältnis zu ihrer

Familie in den letzten Jahren mehr als gestört zu bezeichnen und an wortwörtlicher „Eiseskälte“ nicht zu übertreffen war. Nein, dass konnten nicht die Gründe für unsere Trauer sein. Den einzigen Grund dafür den ich gelten lasse und akzeptieren würde, war und ist....
................dass unser Kind einfach nicht mehr lebte!!

Es folgten an weiteren Tagen scheinbar endlose Befragungen über den schulischen und beruflichen Werdegang, mit welchen Zeugnisergebnissen und ob ich früher gute und lange Beziehungen zu anderen Menschen gepflegt hätte. Sicherlich waren dies alles Gründe für meine heutige Persönlichkeit. Aber ich wollte mich doch nicht um eine Anstellung bewerben.
Warum all diese Fragen, die sicherlich für andere Fälle in dieser Klinik ihren berechtigten Hintergrund hatten, sollte ich einige Tage später erfahren, und nicht nur ich, sondern auch meine Frau, die sich bei der Befragung wie in einem falschen Film fühlte.

Die verantwortlichen Therapeuten waren wohl der Ansicht, dass eine getrennte Therapie für uns das Richtige sein würde. Es ist ja auch anzunehmen, dass der Eine den Anderen mit seiner ganz persönlichen Trauerverarbeitung zusätzlich belastet. Deshalb fanden wir uns auch in unterschiedlichen Gruppen zugeordnet wieder. Nun hatten wir nicht nur unterschiedliche Zimmer und unterschiedliche Therapeuten, sondern auch unterschiedliche Therapien.

Was haben wir da vor einiger Zeit noch lesen können? 80% aller Beziehungen gehen beim Tod eines Kindes auseinander. Als Grund dafür wurde da genannt, sei die unterschiedliche Trauerbewältigung der bisherigen Partner. Warum hatten wir uns bloß diese Aussagen gemerkt, wenn sie doch anscheinend nicht zutreffen würden? War es denn der falsche Weg, den wir seit dem Tod unseres Kindes beschritten hatten? Sollte meine Frau ruhig den Sport weitermachen, den sie dreimal in der Woche und das mit großer Leidenschaft seit mehr als acht Jahren gepflegt hatte? Auch wenn sie das Gefühl hatte, diese

Musik, diese Menschen, diese beschwingten Bewegungen nicht mehr ertragen zu können, weil sie ja ein Leben signalisieren würden, das noch in Ordnung zu sein schien? Stattdessen hatten wir uns auf der Suche nach neuen Dingen und Möglichkeiten begeben, die wir nun in Zukunft gemeinsam machen wollten.

Neben der Trauer, die ein jeder von uns permanent verspürte, kam bei meiner Frau noch ein weiteres Problem hinzu. Als unsere Tochter zusammenbrach, befand sie sich gerade im Badezimmer, um es genau zu sagen, unmittelbar vor der Toilette. Das führte dazu, dass nun meine Frau seither Probleme damit hatte, diese Toilette zu benutzen. Anfänglich war uns das nicht so bewusst, es stellte sich mit der Zeit aber immer mehr als ein großes Problem heraus. Schon während der ersten Kliniktage war eine Veränderung zu verspüren, die ihr den Besuch der Toilette ohne jede Schwierigkeiten zuließ. Immerhin hatten wir damit ein Problem weniger, dessen gesundheitliche Auswirkungen wir selber nicht abschätzen konnten. Auch ihre Ärztin wurde beim Eingangsgespräch darüber informiert.
Zu einer der verschiedenen Therapien gehörte das sog. Psychodrama, auf das ich zu einem späteren Zeitpunkt noch näher eingehen werde. Während dieses Psychodramas war es sicherlich von großer Wichtigkeit, dass diese 1½ bis 2 Stunden andauernde Gruppentherapie möglichst nicht unterbrochen wurde. In vielen Fällen wurde diese kurz nach der Frühstückspause angesetzt. Es war also zwangsläufig eine Frage der Zeit, dass Patienten innerhalb der Therapie das Bedürfnis verspürten zur Toilette gehen zu müssen.

Doch dies passte einfach nicht in dieses Therapiekonzept und führte dann dazu, dass sämtliche Bedürfnisse, außer über sich und andere zu sprechen, nicht stattzufinden hatten und auch nicht akzeptiert wurden. Erst eine deutliche Aussprache meiner Frau mit ihrer Therapeutin brachte da eine Veränderung. Diese Therapeutin konnte anfänglich überhaupt nicht akzeptieren, dass sie es zwar mit einer Patientin zu tun hatte, die nicht über den Tod ihres Kindes hinwegkam, aber

trotzdem noch in der Lage war, Argumente über die Sinnlosigkeit ihrer Anweisungen zum Ausdruck bringen zu können.
Aber das war sicher so gedacht und gewollt, um den Lebenswillen der Patienten zu testen und zu stärken.

Wir hatten auf Grund der unterschiedlichen Gruppen inzwischen viele Mitpatienten und Ursachen für deren Klinikaufenthalt kennen gelernt. Gleichgültig ob es sich dabei um Mobbing, Stellenverlust, gesundheitliche Probleme, Selbstverletzungen, Kontaktschwäche, Essstörungen, Verschlossenheit, Alkohol- oder Drogenprobleme usw. handelte, waren es immer wieder die einzelnen und ganz persönlichen Geschichten dieser Menschen, die uns bewegten und auch manchmal für eine kurze Zeit ablenkten. Aber eines konnten wir feststellen, und das relativ schnell; wir waren nicht nur das einzige Ehepaar sondern auch die einzigen Menschen in dieser Klinik, die um ihr Kind trauerten.

„Guten Morgen, setzen sie sich nicht hin, sondern laufen gemeinsam hier im Kreis, und wenn ich „jetzt“ sage, legen sie eine Hand auf die Schulter einer Person, die heute seine Geschichte erzählen soll!“, sagte die Therapeutin während meines ersten Psychodramas zu uns. Wir waren insgesamt 10 Personen in dem fast leeren Raum, der bis auf zwei lange Stuhlreihen an den jeweils gegenüber liegenden Wänden kein weiteres Mobiliar aufweisen konnte. Schnell und entschlossen begannen die Patienten, die schon eine ganze Weile in Behandlung waren, hintereinander laufend einen großen Kreis zu bilden, immer wieder dabei hoch blickend und abschätzend, wer denn nun wem die Hand auflegen würde.
„Jetzt“, hieß es plötzlich, und ohne dass jemand der anwesenden Männer und Frauen darauf achtete, wer dieses Wort von sich gegeben hatte, legten sich plötzlich zahlreiche Hände auf nur wenige Schultern. Diesmal traf es ein junges Mädchen das sich nun zielstrebig in die Mitte des Raumes stellte, während alle anderen auf den an den Wänden stehenden Stühlen Platz nahmen. Das war also das uns bereits

angekündigte und von einigen gefürchtete Psychodrama, von dem man uns schon so viele Geschichten erzählt hatte. Es sollen dabei schon Menschen angegriffen und Stühle durch den Raum geworfen worden sein, hieß es einmal.
Aber wie kommt man denn dazu, was musste geschehen, um als normaler Mensch so weit zu kommen? Da saßen doch Menschen, denen man in der heimischen Fußgängerzone freundlich zugenickt hätte oder denen man bereitwillig einen Platz am Tisch im Lieblingscafé anbieten würde.

Inzwischen hatte das junge Mädchen, das ich der Einfachheit halber einfach Sonja[7] nennen möchte, also Sonja hatte damit begonnen, einzelne Stühle in die Mitte des Raumes zu stellen. Kritisch überprüfte sie dabei den Abstand der einzelnen Stühle zueinander. Dann nickte sie ein wenig mit dem Kopf und blickte sich stumm im Raum um.

Hier war es plötzlich ganz still geworden, nur von draußen konnte man durch das ein wenig geöffnete Fenster leichte Windgeräusche vernehmen. Dann plötzlich ging sie zielsicher auf eine weibliche Person zu, nahm ihre Hand und ging mit ihr zielbewusst auf einen bestimmten Stuhl zu, um dann fast leise und kaum hörbar zu sagen: *„Du, du bist meine Mutter."*

Es folgten dann noch Vater, Freund und Schwester. Dann noch ein Kollege des Vaters. Offensichtlich war diesmal der Krug an mir vorübergegangen, dachte ich so bei mir, ohne jedoch zu ahnen, welchen Inhalt dieser Krug hatte. Nachdem nun alle an diesem Psychodrama beteiligten Personen ihren Platz eingenommen hatten, begann die Therapeutin mit einer Frage:
„Sonja, was würden Sie Ihrer Mutter mal gerne sagen?"

Nach einem kurzen Moment der Stille konnte jeder der Anwesenden hören, wie Sonja an ihre „Mutter" folgende Frage richtete: *„Mama, warum kannst du mir keine Liebe*

[7] Name wurde geändert und stimmt mit keiner Person überein, die uns während unserer Kur in der Klinik begegnet ist.

zeigen, warum bist du so kalt, so herzlos, was habe ich dir getan, dass du mich so schlecht behandelst?" Und ihre Stimme wurde mit jedem Wort lauter und beherzter.
Dann tauschten Sonja und die vermeintliche Mutter die Plätze, und Sonja sprach nun für ihre Mutter: *„Ich liebe dich doch, das weißt du doch ganz genau, natürlich, ich gebe es zu, du bist in all den Jahren manchmal zu kurz gekommen, aber die Arbeit und die Familie sind mir manchmal über den Kopf gewachsen."* Danach tauschten Sonja und die vermeintliche Mutter erneut die Plätze, damit Sonja wieder ihrer Mutter antworten konnte.

Was geschieht hier? , dachte ich so bei mir, dass sind doch Dinge, die viele von uns kannten, mal mehr, mal weniger. Brauchte man dafür einen sechswöchigen Klinikaufenthalt und mehr? Denn das wusste ich bereits, Sonja hatte schon mit der zweiten Runde begonnen, denn die ersten sechs Wochen hatten ihr einfach nicht geholfen. Lag es an der Klinik und ihrer Therapie, lag es an den Mitpatienten und wie weit sie mit ihrem eigenen Schicksal bereit waren, sich auf Sonjas Problem einzustellen?

Als Sonja dann unter Tränen begonnen hatte, ihren „Vater" zu fragen, ob er denn in all den Jahren überhaupt nichts bemerkt hätte oder seine Augen bewusst verschlossen hatte, spürte ich plötzlich eine große Beklemmung in mir aufsteigen. Viel hatte wohl der „Vater" nicht darauf zu sagen, denn kurz danach, aber immer noch sichtlich bewegt, wandte sich Sonja an den „Kollegen" ihres Vaters.

Es dauerte eine ganze Weile, bis nach mehreren Ansätzen ganz leise ihre Worte: *„Warum hast du mir das angetan?"*, zu hören waren. Fast genauso leise sagte die Therapeutin: *„Vielleicht sollten Sie dies etwas lauter sagen, er hat es vermutlich nicht gehört?"* Mit dem Kopf stumm nickend und etwas zusammengekauert, saß diese Sonja, eine etwas über 20-jährige, hübsche junge Frau auf ihrem Stuhl neben ihrem „Freund" und ihrer „Schwester" und seitlich etwas weiter weg davon entfernt die „Mutter" und der „Vater".

Nur gegenüber, fast am Ende des Raumes, da saß er, der „Kollege ihres Vaters“ und blickte betreten zu Boden.

Es fing ganz langsam an, zuerst war nur leise das stoßweise und immer lauter werdende Atmen zu vernehmen, und während sie begonnen hatte ihre Hände an der Sitzfläche ihres Stuhles festzukrallen, so dass man die weißen Knöchel daraus hervortreten sah, atmete sie noch ein paar mal ganz tief ein, um dann ganz plötzlich und aus Leibeskräften herauszuschreien: *„Warum hast du mir das angetan? Warum nur?....Du Schwein....Du Schwein.....! Ich war doch erst acht Jahre“,* sagte sie noch mit quälender Stimme, bevor diese in lautes Schluchzen überging.

Minutenlanges und betretenes Schweigen folgte und der Blick in die Gesichter der Anwesenden zeigte deutliche Wirkung.
–Warum musste ich denn jetzt weinen? , dachte ich bei mir und versuchte währenddessen leise, ein Taschentuch aus meiner Jacke zu nesteln. Weinte ich nun um die 8-Jährige, die missbraucht wurde oder um meine 9-Jährige Tochter, die gestorben ist? Oder weinte ich, weil mir seit ihrem Tod einfach immer irgendwie zum Weinen zumute war?
Nach einer Weile erhob sich die Therapeutin und stellte ihren Stuhl an die Wand, während sich einzelne Frauen um die „Hauptakteurin“ gestellt oder gekniet hatten.

Viele weinten ebenfalls und versuchten gleichzeitig Sonja zu umarmen und zu streicheln. Die wenigen Männer waren derweil wortlos damit bemüht, die Stühle wieder an ihren ursprünglichen Platz zu stellen.
Konnten sie nicht trösten, weil sie Männer waren, denn es war ja schließlich ein Mann, der dieses Leid verursacht hatte? Leise verließen die einzelnen Personen den Raum, um die nun nachfolgenden und teils unterschiedlichen Therapien aufzusuchen. Ich war einfach sitzen geblieben, wischte weiterhin die Tränen aus meinem Gesicht und sah Sonja einfach nur an, wie sie da immer noch auf ihrem Stuhl saß.

„Gehe schon mal vor“, sagte sie zu einer anderen Patientin und sah mich dabei aus ihren verweinten Augen an. Dann erhob sie sich und setzte sich neben mich. *„Weißt du“*, sagte sie fast leise, *„ich wusste, dass es heute passiert, deshalb habe ich dich nicht ausgewählt dabei mitzumachen“*, und weiter, *„du hast soviel Leid in den vergangen Monaten aushalten müssen und warst bestimmt für dein Kind der liebste Vater der Welt.“*
„Es tut mir so schrecklich leid was dir angetan wurde“, erwiderte ich ihr. *„Ich kann das einfach nicht begreifen. Ich wäre durchgedreht, wenn das meiner Tochter angetan worden wäre, denn das war immer unsere größte Sorge als sie noch lebte.“*
Ein Blick auf die Uhr reichte dann, um das Gespräch abzubrechen, denn auch wir hatten noch weitere Therapien an diesem Tag vor uns.

In den folgenden Tagen und Wochen erfuhren wir, was neben Psychodrama[8] die Gestaltungs[9]- und Interaktionelle[10]-Therapie sowie Soziales Atom[11], Rückhalt[12], und Taigi[13] im Einzelnen bedeuteten.
Die Befragung war inzwischen abgeschlossen, und wir konnten uns nun auf die einzelnen Therapien konzentrieren. Manchmal geschah es, dass wir uns innerhalb der Gruppe erklären mussten und sobald dann das Gespräch auf unser Kind kam, mir dann ganz plötzlich die Stimme zu versagen schien und die Tränen in die Augen schossen. Geduldig

---

[8] Rollenspiel innerhalb einer Gruppe zur Verdeutlichung von Ängsten und deren Ursachen, auch wenn diese schon Jahrzehnte zurückliegen konnten.

[9] Durch Malen von Bildern deutlich gewordene Gefühle und Ängste und deren anschließender Analyse.

[10] Diskussion eines von der Gruppe zuvor festgelegten Schwerpunktthemas.

[11] Aufzeichnen einer Rangordnung von persönlichen Beziehungen zu anderen Menschen innerhalb des Familien- Freundes- und Bekanntenkreises.

[12] Gegenseitige und vertrauensbildende Bewegungs-Übungen mit zeitweise geschlossenen Augen innerhalb einer Gruppe von Menschen.

[13] Langsame und körperbewusste, tänzerische Bewegungen bei leiser sphärischer Musik.

wartete die jeweilige Therapeutin diesen Gefühlsausbruch ab und sprach dann ihr großes Verständnis für diese Emotionen aus. War es denn nur Verständnis, was wir als verwaiste Eltern so dringend brauchten? Was war aus den zahlreichen Bildern, die ich während der vielen Gestaltungsstunden gemalt hatte abzuleiten? Zum Beispiel hatte ich das Bild mit der Bank und der großen Sonne und dem langen schwarzen Weg innerhalb der großen grünen Wiese, doch bewusst so gemalt, dass ich danach keine Probleme bekam es zu interpretieren. Da hatten es andere mit einem komplett schwarzen Blatt schon schwerer. Die saßen dann auch stumm davor und zuckten nur mit den Schultern, um vielleicht noch ein *„Ich weiß auch nicht!“* zu nuscheln.

Waren die Gefühle der Trauer um sein Kind malerisch darzustellen?

Als unser Kind starb, hatte ich danach immer das gleiche Bild vor Augen und versuchte es auch anderen zu vermitteln. Wir befanden uns als Eltern, die ihr Kind verloren hatten, auf einer riesigen großen Eisfläche, mitten auf einem großen zugefrorenen See mit vielen Rissen und Spalten. Ein falscher Schritt würde uns unweigerlich in die kalte und unendliche Tiefe versinken lassen. Ganz in der Ferne war Land zu sehen, aber die Bäume, Wiesen und Tiere waren nur grau, einfach grau. Kein Laut war zu hören und keine Sonne schien. Nur das Knirschen der sich ständig verändernden Eisfläche war zu hören. Wir hielten uns an den Händen und versuchten nun ganz langsam aber stetig an das Ufer zu gelangen, in der Hoffnung es irgendwann zu erreichen und zu hoffen, dass die Natur mit jedem Schritt wieder etwas an Farbe zunehmen würde.

Aber brauchten wir deshalb diese Art der Behandlung, also die gleiche Behandlung wie die anderen Patienten? Als dieser Patient, der einmal den „Kollegen des Vater“ spielen musste, zum Wochenendurlaub nach Hause fuhr, erzählte er uns später etwas darüber. Seine Frau und er hatten Besuch von der gemeinsamen Tochter bekommen und mit ihr hatte er

dann unter Tränen über seine Rolle als „Arbeitskollege" gesprochen. Mit großer Betroffenheit, aber auch mit großem Unverständnis hatte dann seine Tochter darauf reagiert. War es Sinn und Zweck dieser Therapie, durch das Leid der anderen sein eigenes zu vergessen? Das schien aber nicht aufzugehen, denn nun hatte der Patient zu seinem eigenen Problem ein weiteres mit auf den Weg bekommen.
Wie hatte Sonja noch zu mir gesagt: *„Weißt du, ich wusste, dass es heute passiert, deshalb habe ich dich nicht ausgewählt dabei mitzumachen, denn du hast soviel Leid in den vergangen Monaten aushalten müssen."*

„Sie sollten sich nicht so sehr um die anderen kümmern", sagte einmal eine, es sicherlich gut meinende Krankenschwester zu mir, der ich von meinen neuen Erfahrungen und Eindrücken erzählt hatte. Das hätte aber bedeutet, dass wir uns die Geschichten der anderen Patienten nicht zu Herzen nehmen sollten, im Gegenzug würden dies die Anderen dann auch nicht bei uns tun. Aber wir wollten doch von unserem Kind berichten, denn wir waren der festen Überzeugung, wenn wir erst einmal nicht mehr über sie sprechen und an sie denken, dann wäre sie wirklich gestorben. Nach und nach bekamen wir in den folgenden Wochen Besuch von einzelnen Patientinnen auf unser Zimmer. Sie kamen, um sich den kleinen Altar, den wir jeder in unserem Zimmer für unser Kind aufgebaut hatten, einmal anzusehen.
Nicht selten geschah es dann, dass einige weinend davor standen und über das Bild unseres Kindes streichelten. Uns hat diese Anteilnahme in dem Moment gut getan, denn wir hatten nach der Beerdigung nicht mehr viele Menschen um unser Kind weinen sehen.
Warum weinten aber Menschen, die unserem Kind niemals begegnet waren? War es das eigene Leid, dass sie so sensibel und emotional machte? Schließlich hatte ich ja auch während Sonjas Geschichte weinen müssen. Diese Frage spielte in diesem Moment einfach keine Rolle, sondern vielmehr, dass Menschen ganz spontan die Fähigkeit offenbarten, ihr Mitgefühl zu zeigen.

Zum bevorstehenden Heiligen Abend wurde schon am Vortag eine kleine Feier bei Kaffee und Kuchen auf großen Plakaten angekündigt. Wir zogen es vor, an dieser Weihnachtsfeier nicht teilzunehmen, sondern stattdessen das Kino in einem großen Einkaufszentrum aufzusuchen. Dort eingetroffen, merkten wir erst einmal, wie viele Menschen erst am letzten Tag vor Weihnachten einkaufen gingen, um sich noch die erforderlichen Geschenke zu besorgen. Da war ein Rennen, Schleppen und ein Hasten. So hatten wir noch nie zuvor den Heiligen Abend verbracht, kam es uns gleichzeitig in den Sinn. Aber es war ja auch so wie niemals zuvor in unserem Leben.

Als wir noch kein Kind hatten, wussten wir einfach nicht wie es ist, mit einem Kind Weihnachten zu verbringen. Dann, als unsere Tochter da war, erlebten wir viele gemeinsame schöne Weihnachten mit ihr. Jedes Weihnachtsfest war dann etwas ganz Besonderes, ganz unabhängig davon, ob sie ein Säugling oder ein Kleinkind war oder ob sie schon in den Kindergarten bzw. in die Schule ging. Nur wurde es irgendwie immer spannender und aufregender für uns alle. Vor einigen Jahren hatten wir eine verhältnismäßig große Krippe gekauft, mit Maria und Josef und natürlich dem kleinen Jesuskind in der Krippe. Liebevoll hatten wir dann noch kleine Schäfchen und zwei Kühe dazugestellt und die Heiligen Drei Könige schauten zufrieden auf diese Szene. Einige kleine Lampen und ein großer Stern sorgten für eine dezente und besondere Beleuchtung. In der ersten Zeit musste darauf geachtet werden, dass der kleine Jesus nicht einfach in den Mund gesteckt wurde, aber später immer vorsichtig gestreichelt werden dürfte. Mit den Jahren gehörte es dann zu den Weihnachtsvorbereitungen, dass die Krippe aufgebaut wurde und unsere Tochter bestimmte, wer wo zu stehen, knien oder liegen hatte. Auch der Weihnachtsbaum wurde gemeinsam geschmückt und manchmal endete dann das bunte Lametta als Haarschmuck in ihren blonden Haaren.

Nach dem Kindergottesdienst, bei dem unsere Tochter oft mit vielen anderen Kindern ganz vorne in der ersten Reihe saß, ging es dann gleich nach Hause. Obwohl sie ganz genau wusste, dass niemand die Wohnung nach uns betreten hatte, traute sie sich nicht als erste hineinzugehen. Als dann, so wie immer in den letzten Jahren, ein kleines Glöckchen bimmelte, war ihre Anspannung nicht nur zu spüren, sondern ihr auch förmlich anzusehen. Dann ging sie vorsichtig aber zielsicher in das weihnachtlich geschmückte Zimmer, um sogleich inmitten der eingepackten Geschenke Platz zu nehmen. Es spielte für uns fast keine Rolle, ob wir uns selber Geschenke austauschten, vielmehr waren es die große Freude und die überraschenden Momente, die unser Kind in dieser Sekunde erlebte. Dazu die strahlenden Augen und die sich zu überschlagen scheinende Stimme, das war es, was für uns als Eltern das Weihnachtsfest überhaupt ausmachte.

Meine Frau hatte mich in diesem weihnachtlich geschmückten Einkaufszentrum für einen kurzen Moment alleine gelassen, während ich auf einer kleinen Trennmauer Platz genommen hatte und dem weihnachtlichen Treiben zuschaute. Da liefen sie alle, die glücklichen Familien mit ihren noch glücklicheren Kindern, aufgeregt miteinander plaudernd und immer einen Blick in die festlichen Auslagen der Geschäfte gerichtet.
Plötzlich kamen die Tränen, erst einzeln, dann immer mehr, um dann in großen Rinnsalen über das ganze Gesicht zu laufen.
Niemand der Vorübereilenden nahm Notiz davon. Warum auch auf die anderen achten an diesem Tag? Ich tat es doch auch schon nicht mehr und kämpfte nun nicht mehr mit meinen Tränen, sondern ließ sie einfach zu. Mit erschrecktem Gesicht stand dann plötzlich meine Frau vor mir und meinte nur fest entschlossen: *„Wir gehen besser, vielleicht bringt uns der Kinobesuch ja auf andere Gedanken.“*

Flucht oder Reise ins neue Jahr?

Die Tage zwischen den Jahren verliefen ruhig, fast zu ruhig. Der Weihnachtsmarkt, der nun wieder abgebaut worden war, hatte uns beim Besuch nicht sonderlich belastet. Woran es lag, konnten wir nicht feststellen. Vielleicht daran, dass nur wenige Kinder darauf anzutreffen waren und mehr Erwachsene sich den Genüssen von Glühwein und Würstchen hingaben. Vielleicht auch deshalb, weil wir diesen Weihnachtsmarkt niemals zuvor gemeinsam mit unserem Kind besucht hatten. Vieles sprach dagegen Plätze aufzusuchen, die uns an gemeinsame Stunden mit unserem Kind erinnern würden. Oftmals in den letzten Monaten konnten wir das nicht ganz vermeiden und merkten, wie wir durch die gemeinsamen Erinnerungen förmlich herabgezogen wurden. Nein, wir konnten wohl auch keinen Urlaub mehr mit einem Wohnmobil auf einem Campingplatz oder in einem Hotel am Strand verbringen. Denn da würden uns die Erinnerungen sicherlich einholen und uns mit voller Härte treffen. Aber nie wieder Urlaub, nie wieder woanders hinfahren, wo die Erinnerungen schon auf uns warten würden? Dafür fühlten wir uns einfach nicht stark genug. Wo wäre dann der Unterschied zur eigenen Wohnung? Nein, es muss etwas ganz anderes sein, etwas was wir noch nie zuvor gemacht hatten und auch nie machen wollten, als unser Kind noch gelebt hatte.

„Ich wollte niemals auf einem Schiff Urlaub machen“, sagte ich ein wenig zögerlich. Niemals auf ein Schiff, das ständig schaukeln würde und sicher durch das ständige Schaukeln das Innere nach außen drehen würde. Wie elend würde ich mich da fühlen? Noch elender als jetzt, wo unser Kind tot ist, kann gar nicht sein. Und wenn das Schiff untergeht, auch nicht

schlimm, vielleicht würde ich dann dankbar in den kalten Fluten versinken. Sicherlich würde ich dann nur an unser Kind denken, während mir die Luft wegblieb und langsam die Sinne schwinden. Ja, ich würde bestimmt ganz feste dabei an sie denken, da war ich mir sicher.
Vielleicht hat ja jemand ein Einsehen mit uns und unserem Schicksal und schickt gleich ein weiteres hinterher. Dann könnte ich vielleicht stärker an ihn glauben, wenigstens in dem Moment, bevor mir die Sinne schwinden würden.
Und was ist, wenn man sich einfach über die Reling fallen lässt? Nein, das geht nicht, das dauert zu lange, bis man nahezu fünfzig Meter gefallen ist, um dann hart auf das Wasser aufzuschlagen. Was ist, wenn sie dich nicht mehr finden, wo du doch eines Tages bei deinem Kind liegen möchtest? Was ist mit deiner Partnerin, die erfahren muss, dass du verschwunden bist, einfach verschwunden und die nun alleine diesen beschwerlichen Weg gehen muss?
Vielleicht würde uns aber diese Schiffsreise ganz neue Sichtweisen und Ziele vermitteln, die wir bisher noch nicht in Betracht gezogen hatten.
„Schau mal", hörte ich mich zu meiner Frau sagen: *„Da ist ein Reisebüro, da holen wir uns einfach mal einen Katalog über Kreuzfahrten."*

Der Jahreswechsel verlief genauso wie wir ihn uns vorgenommen hatten. Dazu suchten wir uns in der großen Eingangshalle der Klinik einen bequemen Platz in einer Sitzgruppe aus, nachdem wir zuvor mit einer anderen Patientin bereits einen kleinen Abendspaziergang durch den benachbarten und etwas verschneiten Kurpark gemacht hatten. Nun saßen wir da in kleiner Runde, weder einen Blick nach draußen noch auf die laufende Silvestershow im Fernsehen werfend, und begannen damit, einige Spielkarten auf dem Tisch zu verteilen. Schon an den vergangenen Abenden hatten wir Canasta gespielt und dieses Spiel sogar einigen anderen beibringen können. Manchmal erblickten wir dann einzelne Gruppen, die nun auch begonnen hatten, ebenfalls das gerade Erlernte weiterzugeben und zu spielen.

Wir konnten also ein wenig dazu beitragen, dass andere sich miteinander beschäftigten.
Schließlich war uns das Gefühl gebraucht zu werden in den vergangenen Monaten irgendwie abhanden gekommen. Wie heißt es doch noch: Unter Blinden ist der Taube der König. Nicht dass einer der Patienten blind oder taub gewesen wäre, aber in dieser Gemeinschaft hatte wohl jeder seine ganz persönliche „Behinderung".

„Bube, Dame König, As", sagte meine Nachbarin, während sich in diesem Moment, fast unbeachtet von uns allen, der Jahreswechsel vollzog. Noch nicht einmal ein Gläschen Sekt stand bereit, dagegen wurde mit üblichen Trinkgläsern, gefüllt mit Wasser, Cola oder Limo angestoßen. *„Alles Gute für das neue Jahr"*, riefen sich noch einige zu und zogen sich ihre Jacken an, um lachend und miteinander feixend nach draußen zu eilen.

Unsere Gedanken gingen aber ein Jahr zurück, in die Silvester- und Neujahrsnacht. Da knallten ebenfalls die Kracher um uns herum, und man musste sich manchmal ducken, um nicht eine Rakete abzubekommen. Plötzlich war dieses Bild da von unserem Kind, das laut lachend mittendrin stand in diesem Geschehen und wo in diesem Augenblick von ihrer sonst üblichen Ängstlichkeit und Vorsichtigkeit nichts mehr zu bemerken war. Den ganzen Abend hatte sie mit den anderen Kindern getanzt oder war nach draußen gelaufen. Manchmal kam sie ganz aufgeregt und kurz an unseren Tisch, um etwas zu fragen oder zu trinken und war dann gleich danach wieder, mit hochroten Wangen im Gesicht, verschwunden. Immerhin hatte ich sie immer wieder angetroffen, wenn ich hier und da Fotos vom Geschehen machte. Einmal holte sie mich dabei auf die Tanzfläche, um auch mal mit ihrem Papa zu tanzen. Es war das letzte Mal in ihrem kurzen Leben, aber wie konnten wir das damals ahnen. Als in dieser Nacht die Uhren umsprangen und das Neue Jahr begann, waren wir uns sicher, dass es ein ganz besonderes sein würde und uns bestimmt viele schöne Ereignisse bevorstehen würden. Umso schrecklicher war das, was ½ Jahr später wirklich geschehen sollte.

„Canasta“, sagte mein Gegenüber laut lachend und legte dabei sämtliche Karten auf den Tisch: *„Ihr habt diesmal nicht aufgepasst.“*

Wir konnten schlecht mit den anderen Patienten über unsere unerfüllten Erwartungen an dieser Klinik sprechen, weil wir sie, zu ihren eigenen Problemen, nicht auch noch zusätzlich belasten wollten. Daher blieb uns nur die Möglichkeit, unsere eigenen gemachten Erfahrungen untereinander auszutauschen. Dabei wurde deutlich, dass jeder von uns das untrügliche Gefühl hatte, sich nicht weiterentwickelt zu haben, ohne zu wissen wie dies auszusehen hätte.
Ursprünglich sind wir davon ausgegangen, dass wir hier eine ganz persönliche und intensive Trauerergründung und eine entsprechende Bewältigungshilfe erfahren würden. Stattdessen wurden wir in den kliniküblichen Ablauf eingebunden, der sicherlich für viele der anwesenden Patienten richtig war, deren Ursache ihrer Probleme oftmals in der Vergangenheit lagen. Nun könnte man darüber diskutieren, dass ein Mensch z. B. in der Lage ist, Mobbing zu empfinden, weil es einfach zu seiner Persönlichkeit gehört dieses so zu aufzufassen. Vielem, worüber wir in der Klinik etwas gehört hatten, wurde bereits in der Vergangenheit, teilweise in der frühesten Jugend der Boden bereitet. Da fühlte sich eine Ehefrau von ihrem inzwischen geschiedenen Ehemann ausgenutzt, hatte aber ihrem Vater seit frühester Kindheit „gedient“. Diese und viele andere Geschichten ließen uns mehr und mehr zu der Überzeugung kommen, dass dieser Klinikaufenthalt ihnen bestimmt irgendwie weiterhelfen kann, uns aber sicherlich nicht. Offensichtlich setzte der Tod seines eigenen Kindes und dessen Verarbeitung ganz andere Behandlungsinhalte und Schwerpunkte voraus. Mit dieser fast zu späten Erkenntnis bestanden wir auf einen gemeinsamen Gesprächstermin mit

der verantwortlichen psychologischen Leiterin. Kurzfristig wurde das Gespräch anberaumt und zum ersten Mal während des gesamten Klinikaufenthaltes, und eigentlich schon seit dem Tod unseres Kindes, befanden wir uns in der Situation, gemeinsam mit einer Psychologin über unser ganz persönliches Trauma zu sprechen. Würden sich unsere Erwartungen erfüllen, nach dieser knapp sechsmonatigen Suche um „professionelle" Hilfe?

Nicht lange mussten wir in diesem Vorraum warten, bevor sich eine der in einem Halbkreis angeordneten Türen öffnete.
„Kommen Sie herein", sagte die leitende Chefärztin und wies dabei auf zwei Stühle, die sie wohl für das gemeinsame Gespräch bereitgestellt hatte. Erwartungsvoll nahmen wir ihr gegenüber Platz, während sie noch dabei war, sich einige Unterlagen bereitzulegen, um anschließend einen leeren Block in die Hand zu nehmen. Dabei bemerkten wir, dass jeder von uns ihr gelegentlich schon einmal innerhalb der Klinik begegnet waren. Ihre auffallend langen Haare hatte sie glatt nach hinten gezogen und zu einem Zopf zusammengebunden. Sie schaute uns eine Weile mit ihrem offenen Blick an bevor sie dann die Frage an uns richtete:
"Was kann ich für Sie tun?"
Wir sprachen kurz darüber, dass wir bisher wohl keine wirkliche Hilfe erfahren hätten bzw. erfahren konnten. Sie hörte sich dies scheinbar gelassen an und bat uns nun, abwechselnd befragend und nur gelegentlich von einigen Zwischenfragen unterbrochen, unsere Geschichte zu erzählen. Da saß uns nun ein Mensch gegenüber, der tagtäglich in tiefe und unterschiedlichen Abgründe der menschlichen Seelen schaute und fragte zum ersten Mal danach, wie wir gemeinsam mit der Trauer umgehen würden, wer wen stützt oder belastet, wer Perspektiven hat und wie andere Menschen mit uns umgehen würden.
Einmal, während des Gespräches, nahm ich wahr, dass nicht nur mir urplötzlich Tränen in die Augen stiegen sondern ihr ebenfalls. War der Abgrund bei den Menschen, die ihr Kind verloren hatten tiefer als bei anderen? Ich zog es damals vor nicht weiterzureden, um nicht nur mich möglicherweise in

eine schwierige oder vielleicht auch peinliche Situation zu bringen. Unsere Gesprächspartnerin gab uns zum Abschluss noch den eindringlichen Rat, dass wir uns doch nicht über längere Zeiträume hinweg ausschließlich im Zimmer unseres Kindes aufhalten sollten, sondern wieder die ganze Wohnung nutzen mögen. Nach diesem fast zweistündigen Gespräch und einer Zusicherung unsererseits, nicht mehr so oft Suizidgedanken zu hegen, hatten wir anschließend das Gefühl, dieses Mal eine hilfreiche Therapiestunde erhalten zu haben.

Wenige Tage danach verließen wir planmäßig die Klinik, wobei wir uns jetzt sehr bewusst darüber waren, wonach wir bisher die ganze Zeit vergeblich gesucht hatten. Nun aber wollten wir ganz gezielt danach suchen, nach einer intensiven und persönlichen Begleitung durch einen Menschen, der in der Lage war, unsere Trauer als verwaiste Eltern richtig zu erkennen und zu verstehen. Der aber auch darüber hinaus, die Ausdauer und Fähigkeit besaß, uns Wege und Perspektiven aufzuzeigen, den tiefen Fall in die Ausweglosigkeit nicht nur aufzuhalten, sondern beharrlich eine Wende einzuleiten und zu begleiten.

Dabei erschien es uns erstmal als zweitrangig, ob es sich dabei um einen Menschen aus unserem persönlichen und privaten Umfeld, oder um eine fachlich ausgebildete, qualifizierte Person handelte.

Zu Hause, aber immer noch ohne unser Kind.

Nach unserer Ankunft zu Hause fanden wir an unserer Wohnungseingangstür ein großes Plakat mit folgender Aufschrift vor:
"Schön, dass IHR wieder zu Hause seid, wir freuen uns!"
Darüber hinaus waren noch Blumen dazugelegt und die Freunde aus dem Haus hatten alle unterschrieben.

Was war alles in der Zwischenzeit geschehen, seit wir nicht mehr vor dieser Tür gestanden hatten? Das Weihnachtsfest und Silvester waren längst vorüber und das Neue Jahr hatte bereits die ersten Tage eingebüßt. Nun war man zurückgekehrt an einen Ort, der schon eine ganze Weile nicht mehr so wie früher schien, aber nun noch fremder geworden war. Es war ein merkwürdiges und zwiespältiges Gefühl, das dann in uns aufstieg und reichliche Tränen auslöste. Einerseits empfanden wir eine wohltuende Freude über diesen herzlichen Empfang, andererseits drängte es sich in das Bewusstsein, dass wir nun wieder in eine Wohnung kamen, in der unser geliebtes Kind nicht mehr lebte. Kein fröhliches: *„Hallo Mama, hallo Papa, wieso wart ihr denn solange fort, ich habe mir schon Sorgen um euch gemacht!"*

Nein, unser Kind lag knapp 2000 Meter von uns entfernt in einem inzwischen vom Schnee überdeckten Grab, denn dorthin waren wir zuerst gefahren. Es war schon merkwürdig, diese plötzliche Ruhe und diese Schneedecke über den zahlreichen Gräbern. Nur durch die niedrige Buchsbaumhecke getrennt, die mit ihren kleinen Schneehäubchen fast schön aussahen, lagen die Grabreihen vor uns. Da irgendwo, 3 Meter tief in der Erde, lag nun ihr weißer Sarg mit ihrem Körper darin. Immer wieder musste man sich das erst in Erinnerung rufen, denn sonst könnte man diesen Platz einfach nur für den Teil eines Parks halten, der zum Bummeln und Verweilen einlud.

Unterwegs dort hin waren wir einer älteren Dame begegnet, die wir schon kannten, als unser Kind noch sehr klein war. Wir hatten sie aber schon eine ganze Weile nicht mehr getroffen und deshalb begrüßte sie uns mit einem fröhlichen: *„Hallo!“ „Da fehlt aber noch eine“,* stellte sie sofort fest und blickte sich dabei auf dem Friedhof nach einem Kind um, das bestimmt gleich mit einem Schneeball in der Hand hinter einem Strauch auftauchen würde. *„Unsere Tochter ist schon seit mehreren Monaten tot“,* sagte ich mit leiser Stimme, auch um ihr nicht anmerken zu lassen, dass mir die Stimme ganz plötzlich zu versagen schien. *„Eure Julia ist tot?“,* fragte sie fast ungläubig und sah uns mit einem erschreckten Blick an, der in Bruchteilen von Sekunden von einem fröhlichen in einen unbegreiflichen und traurigen Ausdruck gewechselt hatte. Wie oft hatten wir diese vier Worte in den vergangenen Monaten schon gehört? Immer dann, wenn Menschen, die unser Kind persönlich gekannt, aber von ihrem Tod bisher nicht erfahren hatten, kamen diese vier mit einem unbegreiflichen Gesichtsausdruck ausgesprochenen Worte. Bei mir lösten diese Worte unwillkürlich Tränen aus, die ich nur mit größter Anstrengung unter Kontrolle und in den Griff bekam.
Mehrfach ist es geschehen, dass ich mich inmitten einer Vielzahl von Menschen befand und plötzlich meinen Tränen freien Lauf ließ, weil die Worte *„Eure Julia ist tot?“,* ausgesprochen wurden. Ich glaube, wenn ich es noch millionenfach hören werde, kann ich es niemals und endgültig begreifen, geschweige denn, das Aufsteigen der Tränen verhindern.

Was hatte uns die Abteilungsleiterin in der Klinik noch mit auf den Weg gegeben? *„Versuchen Sie wieder ihre ganze Wohnung zu nutzen und vermeiden Sie es, sich stundenlang im Zimmer ihres Kindes zu verkriechen.“*
Aber unser Kind war doch auch so ständig gegenwärtig, unabhängig davon in welchem Zimmer wir uns gerade befanden. Die ganze Wohnung atmete doch ihre Gegenwart. Manchmal, wenn eine dieser Holzdielen von ganz alleine knarrte, schreckten wir beide unwillkürlich hoch, um uns

dann anschließend nur kurz einen leidvollen Blick zuzuwerfen. *„Das Beste für euch ist es bestimmt, wenn ihr in eine andere Stadt ziehen würdet“,* hatte dann irgendwann jemand zu uns gesagt. Er war wohl der Ansicht, dass die Veränderungen, die wir bereits innerhalb der Wohnung vorgenommen hatten, einfach nicht ausreichen würden und uns das bisherige Umfeld trotzdem ständig an unser Kind erinnern würde. In eine andere Stadt ziehen, um nicht mehr an unser Kind erinnert zu werden? Wenn das so einfach wäre, dann bräuchten die Mütter und Väter, deren Kinder gestorben waren, ja nur den Möbelwagen zu bestellen, um damit in eine unbeschwerte Zukunft zu fahren.
Na ja, ab und zu müsste man noch an den bisherigen Ort zurück, weil doch das Kind dort begraben liegt. Vielleicht war es aber für die anderen erträglicher, wenn man, so wie das Kind, ebenfalls aus dem Blickfeld verschwand? Ließe es sich dann nicht einfacher leben, wenn man nicht mehr an das Unglück der anderen erinnert würde? Wenn dann die eigenen Sorgen und Ereignisse wieder in den Vordergrund rückten?

Bevor wir völlig unvorbereitet zu verwaisten Eltern wurden, hatten wir doch auch ganz andere Sorgen. Heute würde man sich alle und noch mehr davon zurück wünschen, wenn doch unser Kind noch leben würde. Der Vorschlag an uns, einfach in eine andere Stadt zu ziehen, war sicherlich nicht böse gemeint, aber dafür gedankenlos und unsensibel. Woher aber sollten diese Menschen wissen was unsereiner hören oder nicht hören möchte. Wie fühlt sich diese Leere an, wie könnte man sie beschreiben? Woher sollte diese schreckliche Erkenntnis und traurige Erfahrung auch kommen, wenn nicht das eigene Kind gestorben ist? Nein, diese Erfahrungen würde man niemanden auf der Welt wünschen. Gehört hatte man ja immer wieder mal davon.

„Aber bitte nicht mein Kind,

um Gottes Willen nicht mein Kind!“

Die Mit-Mensch...liche Anteilnahme.

Mehr als vier Wochen waren nach unserer Rückkehr aus der Kur bereits vergangen und nichts hatte sich bei uns geändert. Immerhin war das Neue Jahr schon mehr als ein Monat alt, ohne das wir den Wunsch unserem Kind ins Grab zu folgen, in die Tat umgesetzt hatten. Vielleicht besaßen wir ja auch wirklich niemals den Mut dazu, trotz aller Verzweiflung? Eines war auf jeden Fall festzustellen, wir verspürten keine Angst mehr vor dem Tod und sprachen im Gegensatz zu früheren Jahren sehr oft darüber. *„Wer zuerst stirbt, der hat gewonnen“,* sagten wir uns manchmal in einem Anflug von Sarkasmus, und diese Auffassung hat sich bis zum heutigen Tag bei uns nicht geändert.
Ich hatte damit begonnen, im Internet nach Informationen zu suchen, die uns bei unserer Trauerarbeit unterstützen könnten. War das denn der richtige Weg für uns, Menschen im deutschsprachigen Raum zu finden, um mit ihnen über den Tod unseres Kindes zu korrespondieren? Oft genug hatte man schon von zweifelhaften Möglichkeiten im Internet gehört. Aber sich über den Tod eines Kindes zu „unterhalten“ schien ganz besonders meiner Frau sehr fragwürdig. Da konnte man doch keine Gesichter sehen, da waren doch nur Buchstaben, keine Tränen, keine Mimik. Und was ist, wenn du soviel von dir preisgibst und der andere gegenüber macht sich einen Spaß daraus? Nirgendwo wurde doch soviel getäuscht und gelogen wie im Internet hieß es oft. Wir sind doch schon genug verletzt worden in den vergangenen Monaten. Und war das nicht auch ein Armutszeugnis für unsere Gesellschaft, in der die Menschen lieber über einen als mit einem sprechen? Über uns sprechen statt mit uns, diese Erfahrungen hatten wir auch mehrfach machen müssen. *„Ich habe die Eltern von Julia in der Stadt gesehen“,* wurde dann gesagt. Und auf die Frage: *„Wie geht es ihnen denn, was haben sie denn so gesagt?“,* nur geantwortet: *„Ich habe sie nicht angesprochen“,* und dann folgte in der Regel eine ausgiebige und wortreiche Begründung.

Dieses „Nichtmiteinandersprechen“ war wohl die einfache und bequemere Lösung für viele Menschen, die wir in früheren Zeiten oftmals zu den redseligsten zählten. Sogar einige unserer gemeinsamen Freunde aus besseren Tagen vermieden es geradezu beharrlich, auch nur ein einziges Wort über unser verstorbenes Kind zu verlieren, bemerkten aber, dass wir so ernst wirkten. Sie schlossen dann einfach daraus, dass wir heute eben nicht gut drauf wären. Aber vorsichtshalber hatten sie dann auch nicht nach dem Grund gefragt.

„Ich werde es noch mal bei der Psychologin versuchen, die uns schon im Herbst von unserem Hausarzt empfohlen wurde. Vielleicht hat sie ja jetzt wieder Termine frei“, meinte meine Frau eines Tages, während ich mal wieder das Wort „Trauer“ in eine der zahlreichen Internetsuchmaschinen eingab. Da wurden zahlreiche Adressen von Steinmetzen, Druckereien und Buchversendern sowie für viele andere Dienstleistungen angezeigt, die im weitesten Sinne mit Trauer zu tun hatten. Da wurden Filmtipps angeboten und auch folgende Weisheiten:
>Trauer ist unzeitgemäß geworden. So etwas kennt der "moderne", d.h. aktive, dynamische, erfolgreiche Mensch einfach nicht mehr. ...<

Wir waren also nicht nur verwaiste Eltern, sondern darüber hinaus mit unserer tief empfundenen Trauer einfach unzeitgemäß. War Trauer etwa vergleichbar mit der Mode, mit der man mithalten konnte oder auch nicht, ganz wie der Geldbeutel und der persönliche Freiraum es zuließen? Das würde ja bedeuten, dass sich die Menschen, die unsere Trauer nicht aushalten konnten und ihr nicht begegnen wollten, sich als „modern“ und „zeitgemäß“ bezeichnen konnten. Das würde ja auch manches Verhalten erklären. Unmodern und unzeitgemäß wollte wohl niemand sein. Aber war da nicht vielmehr eine große Unsicherheit und Ratlosigkeit zu verspüren? Ein „schnell vergessen wollen“, um sich nicht mit dem Thema Tod auseinander setzen zu müssen? Da hatten wir Menschen doch irgendwie alle Angst vor. Keiner möchte

gerne sterben. Wir Erwachsenen hatten uns ja schon längst, mal mehr und mal weniger, mit dem Tod auseinander gesetzt oder auseinander setzen müssen. Mit zunehmendem Alter hatte man doch schon erfahren müssen, was es bedeutet, wenn ein lieb gewonnener Mensch gestorben war, durch lange Krankheit bedingt und gnädig oder ganz plötzlich und unvorbereitet. Dafür gab es dann auch ein umfassendes Angebot im Internet. Aber was bedeutet es, wenn ein Kind gestorben ist? Sind wir denn wirklich eine traurige Ausnahme und falls ja, warum dann ausgerechnet unser Kind?
Einmal las ich im Internet den Beitrag einer Mutter, die den Tod ihres Sohnes beklagte. Sie schrieb darin:
„Ich kann es leider nicht ganz verstehen, dass es Menschen gibt die sagen, sie können es uns nachfühlen wie es uns geht, ohne diesen Schmerz jemals erlebt zu haben. Das geht auf keinen Fall. Diese Menschen können vielleicht teilweise erahnen wie es uns geht, aber sie können unseren Schmerz niemals nachfühlen.
Zunächst ist es so, dass die Allermeisten rein gar nichts damit anfangen können, wenn wir ihnen sagen, dass unser Kind verstarb.
Wenn ich das jemandem erzähle, so kommt meist irgendein verlegener Satz. Viele sind froh, schnell das Weite suchen zu können. Andere Reaktionen kennen ALLE zur Genüge selbst.
Mir ist sogar ein paar Tage nachdem das Unglück geschah, passiert, dass eine Frau mir sagte, "Da kann ich nachfühlen - mein Hund ist letzte Woche gestorben!"
Das war keinesfalls als Beleidigung gedacht, sondern als echtes Mitleid! So entsetzlich dumm es auch war!
Wer aber kann über seinen eigenen Horizont springen? Keiner! Es bedürfte enormen Lernwillens. Diesen aber für eine "Sache" aufzubringen, die einem nichts angeht, das bringen nur ganz besonders gefühlsreiche Menschen fertig! Deren finden sich aber wenige.
Und deshalb sage ich, wir müssen damit leben, weil wir uns sonst selbst isolieren.“

Soweit der Auszug aus diesem Beitrag, der wohl als Beispiel stellvertretend für viele traurige Fälle dienen kann.

Es war mal wieder wie so oft in den vergangenen Monaten ein Tag, an dem man sich wünschte ganz nah bei seinem Kind zu sein. Da half dann auch keine Ablenkung durch ein Buch oder ein Waldlauf oder ähnliches. Am Vormittag hatten wir eine Bekannte in der Stadt getroffen, die uns trotz der vielen Menschen um uns herum nicht „übersehen“ hatte oder vielleicht auch nicht konnte. Sie schob ihren Kinderwagen etwas hinter sich, aber gerade noch nahe genug, dass sie ihr sechs Monate altes Baby trotzdem weiterhin sehen konnte. Schon oft hatten wir seit dem Tod unseres Kindes das untrügliche Gefühl, dass Mütter ihre Kinder vor unserem Anblick bewahren wollten. Sicherlich wollten sie uns ihr Glück ein Kind zu haben ein wenig vor uns verbergen, um uns zu schützen und das (Weiter-)Leben nicht noch zusätzlich zu erschweren.

Einmal traf ich eine junge Familie die gerade im Begriff war ins Auto zu steigen um, wie ich später erfuhr, gemeinsam in einen Vergnügungspark zu fahren. *„Warum muss er denn ausgerechnet jetzt hier vorbeikommen?“,* hatte sich die Mutter gefragt, als sie mich erblickte, und dabei versuchte, ihrer ältesten Tochter, die nur ein Jahr jünger war als unsere, als erstes in das offen stehende Fahrzeug zu helfen. *„Na, wo geht es denn hin?“,* hatte ich dann gefragt und mich scheinbar völlig unbeschwert gleich an die Ältere gewandt: *„Habt ihr auch genug Proviant und Süßigkeiten eingepackt?“* Diese Frage wäre für unser Kind mit die vorrangigste gewesen, daran konnte ich mich noch genau erinnern. Wir plauderten noch einige Minuten, bevor ich ihnen einen ganz tollen Tag wünschte und mich von ihnen verabschiedete. Eine ganze Weile hätte sie noch gebraucht, um unser Zusammentreffen zu verdauen, erzählte uns die Mutter in einem späteren Gespräch. *„Es muss doch einfach grausam für euch sein, wenn ihr andere Familien seht“,* hatte sie uns dann gesagt.
Sie gehörte zu dem Personenkreis von Menschen, der uns einfach mal besuchte und die aufrichtige Frage gestellt hatte:

“Wie geht es euch heute?“

Danach entwickelte sich ein mehrere Stunden andauerndes Gespräch, mit dem abschließenden Gefühl, einmal sämtliche Facetten unseres veränderten Lebens betrachtet zu haben, und was uns besonders gut getan hat, auch mit einem anderen Menschen darüber gesprochen zu haben.

Aber diesmal standen wir in der Fußgängerzone einer jungen Mutter gegenüber, die es vielleicht schon bereut hatte uns „gesehen" zu haben. *„Was soll ich denn jetzt bloß sagen?"*, schien es ihr durch den Kopf zu jagen, während sie vergeblich versuchte uns die Sicht zu ihrem Kinderwagen zu versperren. Dann kamen die Worte, die uns immer wieder mal, wenn denn gerade mal vorhanden, erneut etwas aus dem seelischen Gleichgewicht warfen.

„Na, geht es euch denn schon besser?"

– Ob es uns besser geht? Wodurch sollte es uns besser gehen? Unser Kind ist doch immer noch tot. Wie kann es uns dann besser gehen? Kann „besser gehen" irgendwie berechnet oder gemessen werden? Heißt „besser gehen", dass man wieder unbeschwert lachen, Musik hören, oder ein Buch zu Ende lesen kann? Dass die Wochenenden wieder so richtig schön verplant und ausgefüllt waren? Dass die eigene Wohnung wieder lebbarer wurde? Dass Freunde und Bekannte offen auf einen zugehen würden und wir gemeinsam über scheinbar Wichtiges sprechen und scherzen können? –
„Nein, es ist halt so wie immer", hörte ich einen von uns sagen und blickte in das etwas verlegen scheinende Gesicht der jungen Frau. Sie nickte noch ein paar Mal stumm mit dem Kopf, blickte sich noch etwas hilflos in der Menge um, bevor sie dann die für sie sicherlich erlösenden Worte aussprach:
„Ich muss dann weiter, macht es gut."
Schnell, fast zu schnell drehte sie sich um und schob ihren Kinderwagen weiter in die Richtung, in der er bereits die ganze Zeit über abfahrbereit gestanden hatte. Noch ein schnelles und kurzes Winken und schon war die Mutter mit ihrem Kind in der Menge verschwunden.

Wieso fiel mir gerade in diesem Moment ein Beitrag ein, den ich wenige Wochen zuvor im Fernsehen gesehen hatte?
Wie oft in den vergangenen Monaten saßen wir allabendlich im Wohnzimmer und versuchten uns durch Fernsehbilder abzulenken. Uns war es schon kurz nach dem Tod unseres Kindes fast unmöglich, einen TV-Film in voller Länge, also von Anfang bis Ende, anzusehen. Woran es lag konnten wir uns einfach nicht erklären. Wenn es Szenen darin gab, die entweder mit Kindern, mit Operationen -weil diese uns an Obduktionen erinnerten-, glücklichen Familien oder mit aufkommender Spannung zu tun hatten, zeppten wir uns einfach nach kurzer Zeit wieder raus.
Wir konnten auch einer längeren Filmhandlung nicht mehr folgen und fühlten ständig eine innere Unruhe und Beklemmung. Aber wir konnten doch nicht andauernd nur an unser Kind denken. Die entsprechenden und erschreckenden Auswirkungen hatten wir doch schon oft genug durchgemacht und sie würden uns ganz bestimmt auch weiterhin ereilen. Was blieb, waren Dokumentationen in sämtlichen Varianten und eine ganz bestimmte fiel mir in dem Moment ein, als uns die junge Mutter mit dem Kinderwagen verlassen hatte.

Ich zeppte also gerade mal wieder durch sämtliche TV-Programme und blieb dabei an einem Bericht hängen, dessen Thema und Inhalt mir anfänglich noch unbekannt waren. In diesem Bericht sprach gerade ein etwa Mitte dreißig Jahre alter Mann, der es sich offensichtlich in einem Sessel bequem gemacht hatte. Er sprach über seine Jugend und den Erlebnissen in dieser Zeit. Dazu wurden dann hin und wieder Fotos eingeblendet, die ihn als kleines Kind, Jugendlichen oder jungen Mann zeigten. Offensichtlich machte es ihm großen Spaß darüber zu sprechen, denn immer wieder wurde sein lächelndes und sympathisches Gesicht in einer Nahaufnahme gezeigt. Dann sprach er von einem sonnigen Tag an einem Badesee, und verschiedene Fotoeinblendungen zeigten ihn immer wieder bei seinen Aktivitäten an diesem Tag. *„Das ist die letzte Aufnahme bevor es Sekunden später geschah“,* hörte ich ihn sagen, während das Bild eines jungen Mannes gezeigt wurde, der gerade im Begriff war von einem

Hügelvorsprung aus in einen kleinen Badesee zu springen. *„Danach fühlte ich nur noch einen stechenden Schmerz und weiß auch nicht mehr so genau was anschließend geschah“,* sprach er weiter. Gleichzeitig fuhr die Fernsehkamera langsam von der Nahaufnahme auf die sog. Totale zurück.

Der scheinbar bequeme Sessel stellte sich dann erbarmungslos und erschreckend zugleich als ein Rollstuhl heraus. Dann sprach er weiter und erzählte von den unterschiedlichen Phasen, die er in den darauf folgenden Wochen und Monaten durchlitten hatte. Da war die Rede von Selbstaufgabe bis zu Selbstmordgedanken, der Verlust von Freunden und Bekannten, die Einsamkeit, obwohl Menschen um ihn herum waren, herum liefen. Ihm wurde wochenlang beigebracht, wie er seine noch funktionierenden Muskeln trainieren sollte, um nicht ganz zum Pflegefall zu werden. *„Warum musste es mir passieren*?“, hatte er sich in dieser Zeit oft gefragt: *„Ich hatte doch noch soviel Zukunftspläne, noch so viele Ideen, die ich in meinem Beruf umsetzen wollte.“*
Eines Tages bekam er seinen eigenen Rollstuhl und lernte schnell sich damit fortzubewegen. Aber ganz zufrieden war er doch nicht damit. Irgendetwas in der Handhabung störte ihn daran. *„Wenn doch dieses Teil weiter unten, und das andere Teil weiter rechts wäre, könnte man den Rollstuhl sicherlich etwas leichter bedienen“,* dachte er sich und nahm direkt Kontakt zu einer kleinen Schlosserei auf, die schon früher hin und wieder für ihn gearbeitet hatte. Schnell wurden seine Wünsche und Ideen in die Tat umgesetzt. Auch andere Rollstuhlfahrer, zu denen er ja zwangsläufig durch das Unglück Kontakt bekommen hatte, fanden seine Ideen sehr hilfreich. *„Vielleicht sollte ich mal einen Rollstuhl entwickeln, der etwas mehr auf die Bedürfnisse der einzelnen Benutzer abgestimmt ist? Vielleicht kann ich auch ihnen etwas helfen mit ihrem Schicksal besser umgehen zu können und damit nicht so sehr auf die Hilfe anderer angewiesen zu sein und oft darauf warten zu müssen?“,* dachte sich der ehemalige Maschinenbauingenieur und begann sogleich mit dem Entwerfen und der Planung eines neuen Rollstuhles.

Die Umsatzzahlen in den darauf folgenden Jahren gaben ihm Recht.
Aber es war nicht das Einzige was er in Bewegung gebracht hatte seit er im Rollstuhl saß. Inzwischen hatte er seine Frau kennen gelernt, die ebenfalls wie er einen Rollstuhl benötigte um sich fortzubewegen. Mit ihr zusammen hatte er dann in Kanada eine kleine Insel gekauft und darauf eine Lodge ganz nach den Bedürfnissen von Rollstuhlfahrern eingerichtet, die nun dort ihren Urlaub auf einem für sie optimal abgestimmten Gelände und Gebäude verbringen konnten.

Ganz zum Schluss sprach dieser Mensch noch mal darüber, dass er sich ungeachtet der Leistungen weiterhin mit seinen Gefühlen täglich wie in einer Art Spirale[14] fühlen würde. Ausgehend von dem Tag, an dem das Unglück geschah, gab und gibt es Momente, die ihn in dieser Spirale nach „oben" oder nach „unten" bringen würden. Nach „oben" brächten ihn offene, einfühlsame und ehrliche Gespräche mit Familie und Freunden, Aktivitäten und neue Ideen, sowie anderen dabei helfen zu können, mit ihrem Leben besser zurechtzukommen. Nach „unten" ziehen würden ihn Erinnerungen an die Zeit vor dem Unglück, oberflächliche Gespräche mit ehemals für ihn wichtigen Menschen, gedankenlose Bemerkungen über die augenscheinliche Behinderung, die doch für jeden deutlich sichtbar war.

Was unterschied uns als verwaiste Eltern denn von einem Menschen, der plötzlich und unvorbereitet einen Rollstuhl benutzen musste um weiterzukommen, weiterzuleben, trotz seines Schicksals? Dieser Mensch musste auch erst lernen, trotz seiner Behinderung ein Leben fortzuführen, das nicht mehr das gleiche war wie vor dem Unglück.
Neben sicherlich zahlreichen Gegensätzen zu unserem persönlichen Unglück, ein Kind verloren zu haben, kam aber auch ein ganz wesentlicher Unterschied hinzu. Niemand, so glaube und hoffe ich einfach mal, käme auf die Idee, diesem

---

[14] Die Darstellung einer Spirale von möglichen Einflüssen befindet sich im Anhang dieses Buches.

„verunglückten Menschen" im Vorbeigehen folgende Frage zu stellen: *„Na, geht es schon besser, hast du dich an deine Behinderung gewöhnt?"*

Denn das war wirklich das Einzige, um was man diese oft tapferen und willensstarken Menschen, wenn überhaupt und das sicherlich sehr zweifelhaft, beneiden konnte: Ihre „Behinderung" war ihnen direkt anzusehen. Oft konnten und können sich ja „Nichtbetroffene" einfach nicht vorstellen, welche Veränderungen durch den Tod eines Kindes mit den Müttern, den Vätern und den Geschwisterkindern zwangsläufig erfolgen. Da gibt es eben keine bald absehbaren Wochen, Monate und sehr oft Jahre, viele Jahre, die es einem besser gehen lassen. Natürlich trauert jeder Mensch anders, aber die Trauer um das Kind lässt sich nicht ohne Spätfolgen abkürzen, unterdrücken oder verlagern. Diese „Behinderung" dauert an, oft zeitlebens, sie brennt ständig, wie eine offene Wunde, die niemals verheilt.

Können „Außenstehende" überhaupt etwas für „Betroffene" tun? Der Brief einer Frau[15], die selbst kein Kind verloren hatte, aber den Tod eines Kindes ihrer Freunde miterleben musste, gibt darauf vielleicht eine mögliche Antwort. Sie schrieb:
„...........In der vergangenen Woche habe ich dieses Trauerseminar, von dem ich dir bereits geschrieben hatte, zum ersten Mal besucht. Anfangs war ich wirklich der Meinung, ich täte es in erster Linie für unsere Freunde. Das war/ist Unsinn. In dem Moment, wo ich den Raum betrat, fing ich an zu heulen und hörte erst auf, als die Seminarzeit herum war. Da ich es hasse, vor anderen (auch vor unseren Freunden) zu weinen und auch eigentlich überhaupt nicht nah am Wasser gebaut habe, hat es mich total irritiert. Mir wurde aber ganz schnell klar, dass ich selbst erst einmal mit diesem Thema klarkommen muss und meinen Schmerz und vor

[15] Die Verfasserin dieses Briefes hat diesen Text zur Veröffentlichung freigegeben.

allem auch die Ängste vor dem Tod aussprechen muss. Endlich musste ich nicht mehr "stark" sein, konnte die Tränen der letzten zwei Jahre herauslassen. Du wirst sicher in Gedanken den Kopf schütteln. Ich habe es selbst den ganzen Abend getan und immer wieder unter Tränen geulkt: Und dafür muss ich auch noch Geld ausgeben, dafür dass ich hier sitze und Rotz und Wasser heule. Es war irgendwie völlig verrückt - trotzdem hat es mir gut getan. Morgen fahre ich wieder dorthin, obwohl es in der letzten Woche sehr anstrengend war, freue ich mich darauf. Am Donnerstag jährt sich der Todestag des Kindes zum zweiten Mal, es wird ein harter Tag für die Eltern werden. Sie werden nicht alleine sein - und doch sind sie alleine, denn wir alle können sie nur etwas begleiten, mitten durch den Schmerz müssen sie alleine. Ich wünsche deiner Frau und dir viel Kraft für eure Trauerarbeit. Ich wünsche euch aber auch, dass ihr durch den Nebel der Trauer es immer wieder schafft, den Blick für ein paar schöne Dinge im Leben zu haben .Dazu zählen sicher auch die wärmenden Sonnenstrahlen über den jetzt so bunten Wäldern. Liebe Grüße"

Vier Wochen später schrieb sie mir folgende Zeilen:
„...... heute melde ich mich noch einmal nach einem sehr anstrengenden Wochenende. Das Trauerseminar ist zu Ende, es war ungeheuer anstrengend in den ersten drei Wochen. So anstrengend, dass manch einer von den insgesamt zwölf teilnehmenden Personen am darauf folgenden Tag/an den darauf folgenden Tagen krank war. Wir mussten erkennen, dass die Bearbeitung der Trauer ein auch körperlich sehr anstrengender Prozess ist. Wir waren eine bunt gemischte Gruppe. Eine hatte ihren Mann verloren, ein Ehepaar Bruder und Schwägerin, eine andere die Mutter, bei anderen war es der Verlust der Kindheit oder auch der Verlust von Illusionen - und mittendrin ich. Es war erstaunlich, wie vertraut man mit Fremden werden kann. Ich habe sehr viel gelernt, auch über mich. Das kann ich aber keinem so recht erklären, man muss es erlebt haben. Besonders schön war, dass wir nicht in dieser Trauer der ersten Wochen und der damit verbundenen Anstrengung stehen bleiben mussten, sondern behutsam

wieder aus diesem Tal finden konnten. Das geht sicher für verwaiste Eltern nicht so einfach, wie es sich hier anhört, und wir alle haben unsere Trauer nicht endgültig bewältigt, wir sind aber ein Stückchen weitergegangen auf dem Weg.“

Weiter geht es an anderer Stelle, wobei es sich um ein völlig anderes Trauerseminar handelte:

„......Da zwei der Leiterinnen selbst verwaiste Mütter sind, hatte dieses Wochenende eine große Tiefe. Sie haben uns teilhaben lassen an ihren Erfahrungen, ihrer Trauer aber auch an dem nun veränderten, aber lebenswerten Leben. Ich weiß nicht, wie es mir einmal ergeht, wenn der Tod in mein Leben tritt, eins aber hat mir für den Umgang mit Trauernden und besonders mit unseren Freunden sehr geholfen: Wir scheinen auf dem richtigen Weg zu sein. Vieles haben wir instinktiv richtig gemacht, vieles auch nach viel Leserei in Büchern und im Internet

Das hat mir Mut gemacht, zu meinen Entscheidungen zu stehen. Ich werde in Zukunft keinen mehr fragen, sondern das tun, was ich für richtig halte. Als unsere Kinder im vergangenen Jahr z.B. auf die weiterführende Schule gewechselt sind, haben wir nach der Besichtigung, der Anmeldung und dann bei der Einschulung den Friedhof besucht und einen kleinen selbst gemachten Strauß, einen Stein... hinterlassen.

Uns war sehr bewusst, dass bei diesen Ereignissen jemand an unserer Seite fehlt. Als ich das z.B. bei anderen anregte, wurde das toddiskutiert und jeder wusste es besser. Das habe ich nun gelernt: ich weiß es besser und werde keinen mehr fragen, sondern das tun, was mir richtig erscheint. Auch wenn mancher den Kopf darüber schüttelt, dass ich jeden 14. einen Gruß zum Friedhof bringe. Unsere Freunde freuen sich darüber, alle anderen geht das nichts an.

Soweit die Briefe einer engagierten Trauerbegleiterin die, um ihren betroffenen Freunden helfen zu können, an einem Trauerseminar teilgenommen hatte. Ganz deutlich wird dabei, dass auch sie selbst bereits ein großes Potenzial an unverarbeiteter Trauer und an Ängsten in sich trug und der traurige Anlass in ihrem Freundeskreis sie so stark belastet hatte, dass sie entschied sich mit dem Thema Tod intensiv auseinander zu setzen. Aber oft hörten wir die Frage wie kann ich als „Nichtbetroffener“ helfen. Darauf gibt es nicht nur eine richtige Antwort. Aber berührt haben mich auch folgende Zeilen einer Mutter deren Sohn erst Monate zuvor verstarb:

Hallo Ihr Lieben,

ich bin total von der Rolle, weiß gar nicht was ich sagen soll, meine Finger zittern, aber es ist mir ein Bedürfnis Euch allen von meinen absolut "Besten Freundinnen" zu erzählen. Diese beiden wundervollen Mädels haben mir seid Januar diesen Jahres seid mein kleiner Frosch verunglückt ist so viel geholfen, waren immer für mich da, haben immer und immer wieder "getan". Heute habe ich durch Zufall etwas erfahren und seid dem muss ich ständig heulen....

Meine zwei Mädels haben all meinen Freunden, meiner Familie, allen die hier in unserem Dorf wohnen und noch viel mehr Menschen die sie kennen eine Kerze gebracht. Auf dieser Kerze sind drei Sterne in Silber und einer in Gold dazu haben sie jedem ein Kärtchen geschrieben auf dem das Lieblingslied von meinem Sohn O. steht. Dieses Lied hat mein kleiner Frosch letztes Weihnachten im Kindergarten gelernt und immer und immer wieder die letzten zwei Zeilen gesungen:

"Leuchte uns du liebes Licht, liebes Licht, liebes Licht
Leuchte und verlösche nicht"

Meine zwei wundervollen Mädels haben alle gebeten diese Kerze am 24'ten anzuzünden und das Lied meines verstorbenen Sohnes zu singen. Uns haben sie eine große Kerze gemacht, sie wollten das an diesem Abend über Fünfhundert Kerzen sich mit unserer vereinigen und uns viel Wärme ins Herz schicken....

Mir fehlen alle Worte, ich bin soooo überwältigt und freue mich jetzt eigentlich sogar auf diesen Abend... warum kann ich dann nicht aufhören zu heulen?????

" Ich liebe die Zwei"

„Wir sollten einfach mal darüber reden“.

„Ich glaube wir haben einen Termin bei einer Psychologin“, sagte ich eines Tages zu meiner Frau, als sie von einer Erledigung zurückkam. *„Eben kam ein Anruf mit der Bitte, doch in zwei Tagen einmal vorbeizukommen.“*

Sollte es uns nach all den Monaten wirklich gelungen sein, einen Menschen zu finden, der sich ernsthaft und auf Grund einer entsprechenden Qualifikation und Erfahrung unserer „Probleme“ doch noch annahm? Was würde uns nun erwarten? Etwa wieder die Fragen nach den Eltern und Geschwistern, um der Ursache unserer „Behinderung“ erstmal gründlich auf den Grund zu gehen? Dass besonders trauernde Eltern von und in der Gesellschaft nicht aufgefangen würden, hatten wir inzwischen selbst am eigenen Leib erfahren müssen. Aber wie dieses Auffangen aussehen oder besser gesagt sich anfühlen würde, darüber hatten wir überhaupt keine Vorstellungen. Wie auch, wodurch auch?

Schon oft in meinem Leben war ich durch oder in den Ort gefahren, den wir nun an einem leicht verschneiten Januarnachmittag gezielt ansteuerten. Sogar einige Kindheitserinnerungen besaß ich daran, und sie hatten in den meisten Fällen etwas mit Ruhe, Gelassenheit oder auch Spaß zu tun. In den Sommermonaten tummelten sich in dieser waldreichen Gegend ganze Familienscharen um einen kleinen Stausee, dessen Anblick abgerundet wurde durch eine kleine Kirche im Hintergrund und dadurch einer Postkartenidylle gleichkam.

Auf dem Stausee fanden häufig Ruderwettbewerbe statt, die oftmals Weltmeisterschaftscharakter trugen. Wegen seiner vortrefflichen Lage und Natur hatte sich auch ein bekanntes Schauspielerpaar diesen Ort als Wahlheimat ausgesucht, um dort ihre Kinder in dieser Idylle aufwachsen zu lassen.

Nichts nahmen wir auf von dieser Idylle und der schönen Natur, als wir das zweigeschossige Haus erreicht hatten, das sich mit den anderen Häusern in einer kleinen Enklave an den Wald zu schmiegen schien, der alles umgab.

Auf unser Klingeln hin öffnete eine dunkelhaarige Frau im mittleren Alter die Tür und führte uns gleich in einen kleinen Raum, der zwangsläufig nur mit wenigen Möbeln ausgestattet war. Dabei versuchte sie wohl durch ein Lächeln ihre leichte Anspannung zu überdecken, während sie gleichzeitig dabei auf ein kleines Sofa wies, auf dem wir Platz nehmen konnten. Sie setzte sich seitlich neben uns in einen großen Sessel, so dass wir während des Gesprächs entweder sie, oder hinter ihr die schöne Natur durch die großen Fenster ansehen konnten.

Nach einem kurzen Smalltalk erklärte sie uns, wie sie sich den Ablauf dieser Gesprächsrunde in etwa vorstellen würde. Dann richtete sie die Frage an uns, ob wir ein Problem damit hätten, dass sie zwei Kinder hat und diese Mädchen im Alter von sieben und elf Jahren wären. Es könnte auch mal vorkommen, dass wir ihnen im Haus begegnen bzw. dass man sie auch gelegentlich hören würde.

Wir verneinten diese Frage und versicherten ihr, dass wir keine Probleme damit hätten, andere Kinder zu sehen oder mit ihnen zu sprechen. Natürlich ließe es sich nicht immer vermeiden, dabei auch an sein eigenes Kind zu denken, aber um dies ganz auszuschließen, müssten wir uns ganz von der Außenwelt zurückziehen, um dem nicht länger ausgesetzt zu sein. Sicherlich wäre dies auch ein Punkt, über den wir offen sprechen sollten, damit auch für sie in der Doppelrolle als Mutter und Therapeutin keine Konflikte entstünden.
Sie bat uns dann etwas über unser Kind zu erzählen und was uns im Augenblick am stärksten beschäftigen würde. Abwechselnd sprachen wir darüber, was an dem Tag ihres Todes geschah und wie wir uns an diesem und den folgenden Tagen gefühlt haben. Nur kurz unterbrach sie unsere zeitweise emotionalen Schilderungen der Ereignisse, um Verständnisfragen zu stellen. Einmal schob sie diskret ein

Päckchen Taschentücher über den Tisch, ohne jedoch den gerade Erzählenden dabei aus dem Blick zu lassen.

Schnell waren die 1½ Stunden vergangen, ohne dass sie auch nur eine Frage nach unseren Eltern, Geschwistern, Jugenderlebnissen oder beruflichem Werdegang gestellt hatte. Immer mehr spürte ich, dass wir, wenn auch in vorsichtigen Schritten, gerade dabei waren, die angestauten Empfindungen und „Verletzungen“ in Worten auszudrücken, um sie einer Person mitzuteilen, die einfach nur da saß und in der Lage war zuzuhören. Auch wenn uns in diesem Augenblick noch nicht klar war, wie die zukünftigen Gespräche aussehen und über welchen Zeitraum diese andauern würden, hatten wir am Ende dieses ersten Zusammentreffens das gleiche Gefühl: Es hat wirklich gut getan.

Niedergeschriebene Gedanken und Gefühle.

Zahlreiche Monate danach! Kommt es mir lang oder kurz vor? Diese Frage kann ich nicht wirklich beantworten! Manchmal – mittlerweile sogar die meiste Zeit – kommt es mir vor, als wäre es nur ein Traum gewesen, dass Julia hier in unserem Leben, bei uns, sichtbar, fühlbar, riechbar, hörbar, küssbar war! Manchmal – immer weniger oft – ist sie mir so unendlich nahe, ist sie so gegenwärtig, dann scheint es mir, als träumte ich jetzt gerade einen entsetzlichen Traum – doch irgendwie schaffe ich es nicht aufzuwachen! Und dann gibt es noch das dazwischen – die neutrale Phase sozusagen, in der alles seinen Lauf geht, man könnte es auch „Alltag“ nennen! Und – das erstaunlichste dabei – die Erde dreht sich in allen drei „Lebenslagen“ immer gleich schnell!!! Kein Mensch hat seine Lebensweise geändert – auch nicht für einen kurzen

Augenblick – nur für uns – nur unser Leben hat sich geändert – ungefragt und ungewollt – aber auf Dauer.

Für diese Feststellung habe ich eine Weile gebraucht! Und ich denke, sie ist eine der überlebensnotwendigsten Einsichten von/für verwaisten/verwaiste Eltern überhaupt! Der Tod unseres Kindes war meine/unsere persönliche Apokalypse und nicht die der gesamten Menschheit! Für uns war die Welt stehen geblieben! Am Rande nahm ich wahr, dass z. B. der Briefträger „trotzdem" regelmäßig kam, was mir irgendwie eigenartig vorkam – so wie „ja weiß der denn nicht, dass unser Kind gestorben ist!" Eigentlich war es für mich klar, dass jeder mit uns die Luft anhielt und alles um mich herum nur noch aus kollektiver Trauer bestand – ich machte mir auch nicht großartig Gedanken darüber und danach klickte ich mich ohnehin aus, tauchte unter und verschwand unter der Decke der Trauer und der Depressionen – ich nahm die Welt nicht mehr wahr! Bis ich irgendwann nach Luft schnappte/schnappen musste und „meine Runden zog", mit dem Ergebnis, „es ist zwar traurig, aber jetzt ist es schon wieder vorbei! Viele andere, auch schlimme Dinge, haben sich in der Zwischenzeit ereignet – es ist ja schon ein alter Hut für viele!" Ich hätte so nach Verständnis gelechzt, hätte gerne gesagt: *„Mein Kind ist gestorben!"* Dieser Satz hätte reichen müssen für ein Privileg, geschützt durch Aufmerksamkeit, mitleiden, bestimmte Dinge gar nicht erst machen müssen, gehegt, gepflegt und gehätschelt zu werden! Doch nichts davon geschah – ganz im Gegenteil – es wurde sogar ein Makel in der Gesellschaft und i c h musste mich an die mir jetzt sooo fremd gewordene Welt, in die ich mit so unglaublicher Wucht geworfen wurde, anpassen! Auch in Gesellschaft mit anderen Menschen war plötzlich die Stimmung dahin, wenn man in einer „lockeren Runde" und auf eine Frage danach, vom Tod seines Kindes erzählte!
Viele müssen erst lernen, uns auszuhalten, wie wir sind, uns zu ertragen, unseren Schmerz an den Kopf gedonnert zu bekommen. Die Gesellschaft sollte umdenken, um mit uns liebevoller und „standesgemäß" umgehen zu können! Schöne Vorstellung, aber sie funktioniert nicht – es ist nicht

umsetzbar! Diesbezüglich muss man ganz einfach den Fakten ins Gesicht sehen. Wir leben in einem Zeitalter der Schnelllebigkeit. „Dank“ der Medien erfährt man von Neuigkeiten, Geschehnissen, Katastrophen u.dgl. aus der ganzen Welt – man wird zwangsweise desensibilisiert, sonst könnte man das ganze Elend dieser Meldungen gar nicht ertragen – , die Bilder der toten jungen Soldaten der Kriege, der verhungernden Kinder in Afrika, der ermordeten Kinder in Russland, der getrennten Zwillinge, der jugendlichen Unfalltoten von nebenan, der krebskranken allein erziehenden Mutter von 4 kleinen Kindern, die den Kampf verloren hat – jeden Tag, teilweise mehrmals täglich!!! Es ist fürchterlich, entsetzlich, es wird darüber gesprochen, teilweise geweint, Anteil genommen – nach ein paar Tagen denkt man (je nach Entsetzensgrad) noch mit Entsetzen daran, man empfindet tiefes Mitleid mit den Angehörigen, nach ein paar Wochen denkt man „zufällig“ noch daran, denn in der Zwischenzeit gibt es schon wieder viel mehr aktuelles Elend,......!

Und wenn ich ganz ehrlich bin, es gibt absolut Niemanden, der nicht sein eigenes Kind verloren hat, dem ich glaube, dass er meinen Schmerz auch nur annähernd verstehen kann! Und der unsere Veränderung auch nur annähernd nachvollziehen kann. Und das meine ich nicht böse – das geht gar nicht!! Aber das ist eben der Punkt – das sollte man gar nicht erwarten!! Trauer für sein Kind ist weder erklärbar noch vorstellbar - theoretisch geht da nichts – und praktisch wünscht man es ja niemandem!

Manchmal während der Kur war ich unendlich froh über den Schutz der Anonymität – es gab plötzlich keine Menschen, die aus Hilflosigkeit die Straßenseiten wechseln mussten wenn ich kam, die stotternd unpassende Worte mit mir wechseln mussten und erleichtert waren, wenn ich endlich weiterging,...und vor allem, die Menschen lernten mich mit meinem „handicap“ kennen – mit meinen Besonderheiten, meinem Verwirrt sein, meinem „den Faden im Gespräch verlieren“, meiner „Energielosigkeit“, mit meiner eigenartigen „was-ist-wirklich-wichtig-im-Leben-Skala“, vor allem aber mit meiner toten Tochter an meiner Hand, die immer und überall mit mir dabei ist!

Wie viel unnötige Energie habe ich über all die Monate verschwendet in vermeintlich unsensibles Verhalten der Anderen, in vermeintlich unüberlegte Äußerungen von diesen Anderen, in vermeintlich unsensibles Schweigen dieser Anderen uns/mir gegenüber – kein geringer Faktor, der irgendwie mitläuft in der Kategorie „Trauer"! Komisch: Ich wundere mich immer wieder, dass ich trotz meiner betäubten Gefühle zu so viel Ärger und Jammerei diesbezüglich fähig war – Mensch, wie oft tat ich mir leid, „was ich nicht noch alles ertragen müsse"!!!

Fazit: TRAUER UM MEIN KIND IST MEINE INDIVIDUELLE ANGELEGENHEIT sprich: MEINE PERSÖNLICHE SACHE!!!!
Wie wunderbar tröstlich, wenn es Menschen gibt, die Anteil nehmen, die mitweinen, die einem in seiner Trauer annehmen, die da sind, wenn man sie braucht. Aber dies sollte man eher als positive und heilsame Faktoren ansehen und nicht als selbstverständliche Voraussetzung. Natürlich wäre es mir lieber, wenn ich wie ein Blinder eine Schleife um den Arm tragen könnte, die zu erkennen gibt, dass ich „blind bin und mir über die Straße geholfen werden muss", ohne was zu sagen! Gerne habe ich folgendes Bild vor Augen: Ich stehe lächelnd da, sage mit Liebe: *„Ihr habt ja keine Ahnung!"*, lächle noch mal, drehe mich um und widme mich Dingen meines Lebens!!!!
Es erfordert viel Kraft, um nicht in eine „gesellschaftliche Außenseiterschiene" geschoben zu werden, sondern wieder auf die Hauptgleise zurückzukommen! Am Beginn seiner Trauer merkt man ohnehin nicht, wo man sich befindet – ich denke, man ist absolut orientierungslos. Gerade das erste Jahr lebte ich so vor mich hin, vermeintlich nicht sonderlich auffällig „ausgesondert". Wenn ich mich jetzt versuche zurückzuerinnern, schaffe ich es teilweise nicht! Ich weiß nicht, wie ich diese Zeit rumgebracht habe – den Großteil mit monatelang angeeignetem Automatismus, doch der ging

irgendwann mal aus – und dann war die „Luft raus“ – und ich befand mich irgendwo weit weg vom Rest der Menschheit und mit mir auch meine Frau. Gerade diese Erkenntnis: meine Frau!!! reichte zunächst aus, um mich „aufzuraffen“ – nicht, dass ich meinte, es müsse wieder so werden wie „früher“, sondern eben „so normal wie unter diesen Umständen möglich. Das war und ist harte Arbeit, aber es zahlt sich aus!!! Ich gehe den umgekehrten Weg – nicht ich erwarte, dass mir geholfen wird, weiterhin im Leben zu bleiben, sondern ich bleibe! Ich mit meiner Frau, zu der ganz selbstverständlich noch unser totes Kind dazugehört!!! Und das nenne ich Trauerarbeit!! Schwere Arbeit, ja, die nicht von Anfang an in dieser Form möglich ist, die so individuell ist wie wir Menschen es eben sind, für die es keine Ratschläge und Hilfestellungen gibt, die uns niemand abnehmen kann und an der wir uns auch nicht vorbeischwindeln können!
Als größten Unsinn empfinde ich es, dass man aus seiner Trauer Lehren ziehen soll, dass man „gereinigt“ aus ihr hervorgeht, sozusagen „wesentlich“ wird, „Heil“ erfährt oder gar Sinn oder Unsinn im Tod seines Kindes finden soll – dafür wäre der Einsatz wohl viel zu hoch und jeder von uns würde sicherlich gerne darauf verzichten und lieber den Rest seines Lebens überoberflächlich verbringen! Gerade eben diese „Sinnsuchgeilheit“ macht die Trauer nicht unbedingt einfacher. Und eigentlich tun wir damit ja nix anderes, was wir eben den anderen – Nichtbetroffenen – vorwerfen. Erst mit der persönlichen Konfrontation mit dem Tod beginnt man sich damit auseinander zu setzen – tiefer mein ich jetzt – vorrangig, um Trost zu finden, um sein Kind gut aufgehoben zu wissen, um überzeugt zu sein, dass es ein Wiedersehen gibt – um einen Sinn zu finden!! Und nicht, um „sensibel“ für das Thema „Tod“ zu werden – wenn nötig, für Andere!

*****

Schon recht lange hatte ich mich mit Vergänglichkeit befasst. Das zum Leben auch zwangsläufig der Tod gehört, hatte ich in einer Familienchronik ausführlich niedergeschrieben. Dabei spielte die eigene Betroffenheit in dieser 400–jährigen Familiengeschichte nur eine untergeordnete Rolle. Aber unser eigenes Kind stellte sehr oft die Frage nach dem woher und wohin. Manchmal wünschte sie sich, dass ich ihr von unseren Vorfahren erzählen sollte. Wie sie gelebt und was sie gemacht haben bis sie starben. Sie fühlte sich diesen Menschen schon recht früh verbunden und sah sich immer wieder die 12 Generationen umfassende Ahnentafel an, die sie, mit ihrem Namen an der Spitze, anführte.
Einmal besuchten wir die Orte, in denen diese Vorfahren größtenteils ihr ganzes Leben verbracht hatten. Fleißig hatte ich sämtliche Informationen und Hinweise, die unsere Familie betrafen gesammelt, um sie einmal unserem Kind als Buch verfasst zu hinterlassen. Wenn wir als Eltern schon längst nicht mehr leben würden, sollte sie, wann immer sie es sich wünschen würde, in diesem Buch alles das, was in den letzten 400 Jahren innerhalb der Familie geschehen war nachlesen können. Sicherlich würde sie auch ihren Kindern einmal daraus vorlesen und ihnen damit die Vergänglichkeit ein wenig näher bringen können. Nun aber gehörte sie selbst zu dem Kreis dieser Menschen, über die nur noch berichtet werden konnte. Einmal hatten wir uns gemeinsam den Film „Sofies Welt“ angesehen.
Dieser Film handelt von einem Mädchen, dass die Fähigkeiten besaß, u. a. Persönlichkeiten der vergangenen Zeitgeschichte zu sehen und scheinbar mit ihnen gemeinsam in der gleichen Zeit leben zu können. So wanderte Sofie in den Jahrhunderten hin und her und konnte dadurch an den erfreulichen oder weniger erfreulichen Dingen, die zu jener Zeit geschahen teilnehmen. Immer wieder erblickte sie dabei ein anderes Mädchen, das real nicht zu leben schien. Und sie begab sich auf der Suche nach ihm, um am Ende festzustellen dass nicht das Mädchen, sondern sie selbst nicht real existierte, sondern lediglich der Phantasie und Handschrift

eines Schriftstellers entsprungen war, nämlich dem Vater dieses anderen Mädchens.

Unsere Tochter war noch tagelang danach von diesem Film ergriffen und stellte immer wieder Fragen über die einzelnen Zusammenhänge in dieser Geschichte. Vielleicht lag es auch daran, dass sie immer wieder Fragen nach unseren Vorfahren stellte, und ich damit begann sämtliche familiären Angaben, unabhängig von der bereits bestehenden Familienchronik, in einer Kurzfassung niederzuschreiben. Zu diesem Zeitpunkt kam uns niemals der Gedanke in den Sinn, dass sie einmal vor uns sterben würde. Er wäre geradezu unvorstellbar.

Vielleicht würde sie nun nach ihrem Tod all diesen Menschen begegnen? Nach der Glaubensauffassung der Mormonen kann man seinen eigenen Angehörigen im Jenseits nur dann begegnen, wenn man sie auch namentlich kennt. Hatte ich durch meine Familienforschungen etwa ganz unbewusst schon eine fürsorgliche Vorkehrung getroffen?
Würde unser Kind nun ihrem Ur-Ur-Ur-Ur-Ur-Urgroßvater Adam T., dem Schulmeister begegnen, der im Jahre 1806 unehrenhaft sein Amt niederlegen musste? Oder Joh. Friedrich D., der bereits 1684 die Orgel bediente, während Graf Christian Ludwig von Waldeck andächtig diesen Klängen lauschte? Das würde ja bedeuten, dass diese Familienforschung wieder einen Sinn bekommen würde, der nach dem Tod unseres Kindes gänzlich verloren gegangen zu sein schien. Denn darin gehörte das Leben und Sterben als ständiger Wechsel ganz selbstverständlich dazu.

Leben und Sterben der Ahnen.

(Auszug aus einer 400 Jahre umfassenden Familienchronik)

***1662**

Der 30 Jährige Krieg war immerhin 14 Jahre vorbei, als im Jahre 1662 Graf Christian Ludwig von Waldeck mit seinem Hofstaat in den Ort Namens Kleinern in das Schloss Christiansburg zog. 1660 war es dem Geschlecht „derer von Geismar" für 1000 Reichstaler abgekauft und dann umfangreich renoviert worden. Hier wollte er mit seiner Familie etwas Abstand von all den Problemen gewinnen, die ihn in den letzten Jahren soviel Kraft gekostet hatten.

Zu seinen Bediensteten zählte neben vielen anderen Personen Hans Dodenhaußen. Dessen Mutter Magdalena D. war im Jahre 1652 in Vöhl den Verletzungen erlegen, die ihr marodierende Soldaten beigebracht hatten. Soldaten, die aus dem 30 Jährigen Krieg hervorgegangen waren und nun selbst sehen mussten wie sie an Nahrung kamen. Da zählte ein Menschenleben recht wenig wenn der Hunger stärker war. Damals, 1652, dauerte der Westfälische Frieden immerhin schon ganze vier Jahre. Doch von einem spürbaren Frieden konnte überhaupt keine Rede sein. Immer wieder zogen herumstreunende Soldatengruppen durch die Dörfer, um dort großes Unheil und Elend bei der Bevölkerung anzurichten. Als ob der lange Krieg und die todbringende Pest nicht schon eine schlimme Prüfung für die Bevölkerung gewesen wären. Von den vor dem Kriege vorhandenen 34 Wohnhäusern waren nur noch 15 erhalten geblieben, von denen aber nur 11 bewohnt waren.

Immerhin hatte Hans Dodenhaußen aus Vöhl 1648 eine Stelle beim Grafen antreten und somit für sich und seine sechsköpfige Familie sorgen können.

In seiner Freizeit versuchte Hans unter der Anleitung des Lehrers und Organisten Peter Kirchner, das Orgelspiel zu erlernen. Maria, die Frau von Hans, diente ebenfalls am Hofe des Grafen Christian und wurde immer sehr melancholisch, wenn der Klang der Orgel ihr Ohr erreichte. Gerade hatte sie ihr fünftes Kind gesund zur Welt gebracht und war glücklich darüber, dass es ihnen allen trotz der schwierigen Zeiten verhältnismäßig gut ging. War doch vor wenigen Tagen erst die kleine Tochter Anna Maria des Nachbarn Thebes gestorben. Zum Glück hatte der Ortsgeistliche Pfarrer Schellenberger es noch rechtzeitig taufen können und dies trotz des riesigen Gewächses in Gestalt einer Lunge, das sich hinten am Kopf des Kindes befand.

Pfarrer M. B. Schellenberger selbst hatte 1641, also zur schlimmsten Zeit des Dreißigjährigen Krieges die Pfarrstelle hier angetreten. Zuvor war er seit 1637 Schullehrer in Sachsenhausen gewesen. Ihm fiel auf, dass Johann, Friedrich, der älteste Sohn von Hans und Maria Dodenhaußen, oft mit seinen Freunden in die nahe gelegene Kirche schlich, um dem Vater beim erlernen des Orgelspiels zuzuhören.

Einmal überraschte ihn der Ortsgeistliche, als er gerade wieder seinen Schlupfwinkel in der Kirche bezogen hatte, um dort den Klängen der Orgel zu lauschen. Lachend forderte er den jungen Johann Friedrich auf, doch aus dem Versteck zu klettern und stattdessen neben seinem Vater Hans an der Orgel Platz zu nehmen. Sein Vater brachte ihm dann das gerade erlernte bei. Dabei stellte sich heraus, dass der junge Johann Friedrich musikalisch begabt war und sehr geschickt mit den vielen Knöpfen, Tasten und Hebeln der Orgel umgehen konnte.

Wenn das nicht ein Fingerzeig Gottes war, dachte sich Pfarrer Schellenberger. Jetzt bot sich dieser junge Friedrich D. als Ersatz für den kürzlich an einer seltsamen Krankheit verstorbenen Küster Göbeler an, der hin und wieder einsprang, wenn der Organist Kirchner zu vertreten war.

Graf Christian wäre bestimmt mit dieser Lösung einverstanden. Scheinbar belanglos erkundigte er sich bei

dem Jungen, ob ihm das Orgelspiel gefalle und er es richtig erlernen möge. Nachdem dieser es mit leuchtenden Augen bejahte, entschloss sich Schellenberger, sich direkt auf den Weg zum Grafen Christian zu machen, um sein Anliegen dort vorzutragen.
Graf Christian hörte sich den Vorschlag des Ortsgeistlichen Schellenberger an und ordnete nach anfänglichem Bedenken an, dass dem jungen Dodenhaußen aus Vöhl nun ein ordentliches Orgelspiel beizubringen sei. Er hatte ihn zwar erst vor kurzem zu seinem persönlichen Lakaien ernannt, aber es wäre bestimmt gut, wenn mindestens zwei der Einwohner von Kleinern die Orgel bedienen könnten. Immerhin hatte der junge Friedrich D. den Kinder in Vöhl hilfsweise das Schreiben und Rechnen beigebracht, ein Privileg, das bisher nur den Kindern der wirklich Reichen und Mächtigen des Landes zu Gute kam.

***1678**

Es waren 1678 überhaupt viele Veränderungen im Ort zu spüren, seit Graf Christian mit seinem Hofstaat in Kleinern Einzug gehalten hatte. Zimmermann Gallmeier hatte mit dem Bau einer Ziegelhütte, rechts neben der Straße, die von der Spicke auf den Mühlenweg führte, begonnen. 80 Schuh Länge und 30 Schuh Breite, mit 16 Sparren, Giebelwänden, Scheidewänden für Stube und Kammer und dafür erhielt er 18 Reichstaler. Die Untertanen hatten je Gespann 2 Steinfuhren „gratis“ zu leisten, dafür wurden die 2.000 Fuhren für Sand, Lehm, Moos und Kalk aber bezahlt.

*** 1684**

Als dann im Jahre 1684 endlich eine gebrauchte, von der Kirchengemeinde Rhoden gekaufte Orgel in der Kirche zu Kleinern eingebaut war, ordnete Graf Christian Ludwig von Waldeck einen Festgottesdienst zur Einweihung an. Das ganze Dorf war in der Kirche von Kleinern versammelt, als der inzwischen 30 jährige Johann Friedrich D. sein Orgelspiel begann, selbstverständlich erst nachdem Graf Christian Ludwig von Waldeck mit seiner ganzen Familie an seinem gräflichen Kirchenstand Platz genommen hatte.

Tief bewegt hörte der inzwischen 62-jährige Hans D. den ergreifenden Klängen der Orgel zu, während er sich schwermütig an die Anfänge erinnerte. Leider konnte seine Frau Maria dies nicht miterleben. Sie war während der Geburt des sechsten Kindes gestorben und mit ihr das Kind. Aber ruhiger war es nicht um ihn geworden. Schließlich hatte Sohn Johann Friedrich vor einigen Jahren geheiratet und ihm inzwischen drei Enkelkinder geschenkt. Das letzte Kind war vor drei Monaten, Anfang 1684, zur Welt gekommen und als Joachim getauft worden. Offensichtlich gefiel dem kleinen Joachim das Orgelspiel seines Vaters, denn er quietschte fröhlich, während er mit den kleinen Händen in der Luft herumruderte. Eigentlich konnte man mit allem zufrieden sein, und was die Zukunft bringen würde lag sowieso in Gottes Hand.
Hungern brauchten sie jedenfalls nicht. Weil Johann Friedrich auch als Schulmeister tätig war, erhielt er von der Kirche 3 Reichstaler und 3 Umgänge Brot/75 Laibe. Dazu Wiesenwachs zu einem geringen Fuder Heu. Da ging es manch einem im Ort erheblich schlechter.

1742

Joachim Todenhaußen, er hatte sich angewöhnt seinen Familiennamen anders zu schreiben, sah aus dem Fenster, während er darüber nachdachte, was sich in den letzten Jahren auch noch so alles verändert hatte.
Kurz nach der Einweihung der Orgel, hatte Graf Christian mit seinem Vetter am 12. Juni 1685 einen Friedensvertrag geschlossen. Die Hofhaltung wurde 1697 daraufhin von Kleinern nach Arolsen verlegt. Mit dem Hofstaat zogen auch viele Bedienstete nach Arolsen und es kehrte plötzlich Ruhe

in Kleinern ein. Andere im Ort hatten ihre Arbeit verloren. Als dann im Jahre 1706 Graf Christian starb, war damit der Abriss von Schloss Christiansburg so gut wie besiegelt. Im Jahre 1723 musste Joachim seinen gerade mal 52-jährigen Vater Johann Friedrich in Höringhausen zu Grabe tragen. Dort hatte der Vater seine letzten Jahre als Organist und Schulmeister verbracht.

Lautes Lachen brachte Joachim T. in die Gegenwart zurück. Vor dem Fenster unterhielt sich seine Frau Clara Catharina mit den Kindern. Das erste von den vier Kindern, das sie zur Welt brachte, der 1724 geborene Johann Jakob, war leider taub und stumm. Drei Jahre später, im Jahre 1727 gebar sie einen gesunden Jungen, den sie Ernst Henrich taufen ließen. Gott sei es gedankt, kamen danach auch die anderen drei Kinder ebenfalls gesund zur Welt.

Joachim T., seit 1726 wie schon sein Vater Schulmeister in Kleinern, war froh darüber, dass er damals, noch vor dem plötzlichen Tod von Pfarrer Hersfelds, mit ihm darüber einig wurde, seinen Sohn Ernst Heinrich zum Adjunkten nehmen zu dürfen; d.h. dieser war als Gehilfe des Lehrers tätig und konnte ihn im Alter oder bei Krankheit entlasten. Damit blieb auch das spärliche Einkommen zumindest in der Familie. Jetzt, im Jahre 1742, konnte Ernst Heinrich schon mal einspringen wenn es ihm selbst nicht so gut ging, und das kam in letzter Zeit immer häufiger vor.

Aber für heute hatte er sich vorgenommen die Orgel selbst zu spielen. Schon in der Frühe hatte man vom Turme das gewöhnliche Zeichen geläutet, und es war Stille im Dorf und Flur. Sobald aber die beiden großen Glocken, eine trug die Inschrift amor vincit omnia, die Liebe überwindet alles, des Vormittags zur Kirche rief, belebte sich die Dorfgasse. Aus jedem Hause traten Männer und Frauen in ihrer Feiertagstracht hervor. Ein fürstliches Edikt von 1727 schärfte den Stadt- und Dorfleuten die Pflicht des Kirchgangs ein und bedrohte die Verächter mit Strafen. Der Weg zum Gotteshause ging über den Friedhof, den ein Bretterzaun mit

Schellertür von dem Dorfe trennte. Außerhalb erblickte man den Pranger oder Schandpfahl; nicht ganz selten stand an demselben ein durch den Richter Verurteilter, der die Blicke und Spöttereien der Vorübergehenden auf sich zog.
Viele Kirchgänger kamen an den Gräbern ihrer Eltern oder Kinder vorbei; Jahrhunderte lang hat die Gemeinde hier ihre Toten begraben; aber die meisten waren namenlos, weil vor dem Jahre 1707 kein Mensch an ihre Aufzeichnung dachte. Einzelne Grabsteine unterschieden sich von den andern durch ihre Größe. Einer davon gab Kunde, dass ein gewesener Amtsverweser der Ämter Landau und Wetterburg, Paul Chuscarius, auf der Rückreise von Frankfurt unweit Albertshausen mit seinem Wagen umgefallen, verunglückt, erschlagen und darauf am 9. April 1687 auf dem Gottesacker beerdigt wurde. "Wachet, denn ihr wisset nicht, wann der Herr des Hauses kommt:" ruft er mit Mark. 13,35.36 dem Betrachter zu.
Betrat man die Kirche, sah man das hölzerne Deckengewölbe noch ungestrichen; an demselben hing eine "Krone“, die in der Christmette herabgelassen und mit brennenden Lichtern versehen wurde. An den Wänden bemerkte man farbige Linien und Sprüche. Zahlreiche Gräber befanden sich in der Kirche: Drei waren mit starken Eisenplatten, die übrigen mit Steinen verschlossen. Weil sich bald dies, bald jenes Grab gesenkt hatte, musste es vom Maurer oder Zimmermann wieder "gleichgemacht" werden. Den Altar umgaben vorn auf beiden Seiten niedrige, mit schwarzem Tuch überzogene Bänke, auf welchen bei der Abendmahlsfeier gekniet wurde; vor ihm stand ein mit Seidentuch behängtes Lesepult; zur Seite erhob sich der Taufstein, welchem die kürzlich verstorbene Frau des Schuhmachers Happe ein neues Tuch mit Spitzen geschenkt hatte. Oben auf der Turmseite war der geräumige Herrenstand; in der Regel blieb er leer und verschlossen, wiewohl es immer noch vorkommen konnte, dass er von Gliedern des Fürstenhauses besetzt wurde. Vor einigen Jahren erst hatte Prinzess Henriette den Stand links von der Haupttür einer hiesigen Einwohnerin abgetreten, doch mit Vorbehalt der Rückgabe, falls die Herrschaft etwa wieder hier zu wohnen käme. Auch manch anderer Stand auf dem

Chor wie in der Kirche, war in letzter Zeit von Einwohnern gekauft worden und hatte einen neuen Herrn bekommen.

Auf der Ostseite, dem Herrenstande gegenüber, erhob sich hoch oben die Orgel; auf einer Leiter hatte Lehrer Joachim T. zu ihr emporsteigen müssen.
Sie gab jetzt wieder einen starken vollen Klang, nachdem die Gemeinde sie durch Meister Schröder von Lippstadt mit einem Kostenaufwand von 40 Talern hatte reparieren lassen (1733). Auf einer steinernen Tafel waren die Liednummern mit Kreide angeschrieben.

Das Gesangbuch trug die Jahreszahl 1721. Es gab Ausgaben mit Gold- und Silberschnitt, in Korduan und Schafleder. Während des Singens ging der Kirchenprovisor mit dem Klingelbeutel um, der von Samt und innen mit Leder gefüttert war. Er erhielt für jeden Gang 4 Pfennige, die von dem Ertrag des Beutels gleich abgezogen wurden. Am Schluss des Gottesdienstes schüttete er das Geld in ein kleines mit 2 Schlössern versehenes Kästchen. Nach dem Gesang bestieg der Pastor Matthias Christian Müller die Kanzel. Nach Pfarrer Hersfelds frühem Tod war er von Neukirchen hierher gezogen und hatte sein Amt am 25. September 1740 übernommen. Aus der großen Foliobibel verlas er den Text; es ist das Sonntagsevangelium.

Er wusste, dass die Predigt in der Regel nicht länger als eine 3/4 bis 1 Stunde dauern sollte. Dazu zeigte ihm eine in der Kirche stehende Sanduhr an, wann er aufzuhören hatte. Hier und da wünschte man die Bibelsprüche nicht nur deutsch, sondern auch lateinisch , griechisch und sogar hebräisch zu vernehmen, und wenn der Prediger diesem Wunsche nicht willfuhr, sagte die Gemeinde: Er versteht nichts. - - Dass es während der Predigt Schläfer in der Kirche gab, ist begreiflich. Vielerorts ging ein Knabe, der dafür bezahlt wurde, mit einem Stocke umher, um die Schlafenden aufzuwecken.

Nach der Predigt kam ein Fürstliches Regierungsedikt zur Verlesung, welches die jetzt eben im Westfälischen grassierende Hornviehseuche zum Gegenstande hatte. Mehr als 30 Maßregeln wurden empfohlen, um gesundes oder schon erkranktes Vieh vor dem äußersten zu bewahren. Dergleichen öffentliche Bekanntmachungen in der Kirche waren damals ganz gewöhnlich; und bezogen sie sich aufs christliche Leben, z.B. dem Besuch der Kinderlehre, Unterlassung des Fluches u. dgl., so war die betreffende Verordnung jährlich an einem bestimmten Sonntage zu wiederholen.

Hatte sich die Kirchtür nach dem Segen geschlossen, so öffnete sie sich nachmittags noch einmal zur Katechismuslehre, die Pastor Müller umso eher halten konnte, weil er noch in keinem zweiten Orte zu predigen hatte.

Am Sonntagnachmittag spielten die größeren Kinder unter den Linden, während die Frauen mit den kleineren vor den Haustüren saßen und sich unterhielten.

***1749**

Pfarrer Müller wurde oft gerufen, aber ganz dringend, wenn es mit einem seiner Schäfchen dem Ende zu gehen schien. Aber heute, am 11. Juni 1749 traf es ihn persönlich.
Mit Joachim T. würde er selbst einen guten Freund und Vertrauten verlieren. Es war nicht üblich, dass Pfarrer und Lehrer in dieser Zeit befreundet waren. Schließlich hatten Pfarrer die Aufsicht über die Lehrer und deren Unterricht. Und dann kam es vor, dass auch mal ein Schulmeister vom Pfarrer gerügt werden musste, weil Ersterer die Unterrichtung der Kinder nur halbherzig oder den Katechismus nicht ordnungsgemäß lehrte. Aber bei Schulmeister Joachim T. hatte er nie Grund zur Klage gehabt.

Als er endlich am Krankenbett eintraf, hatte der Herr den 65-Jährigen schon zu sich gerufen. Ihm blieb nur noch, den Hinterbliebenen tröstende Worte zu spenden. Mit dem 22-jährigen Ernst-Henrich, Sohn des Verstorbenen, besprach er noch die Beerdigungszeremonie, bevor er dann, selbst tief betroffen, das Trauerhaus verließ. Er war nur froh darüber, dass mit Ernst-Henrich ein würdiger Nachfolger für die Aufgaben des Schulmeisters zur Verfügung stand. Ernst-Henrich, der sich nun ebenso wie sein Vater und Großvater neben der Unterrichtung der Kinder weiterhin um die Bewirtschaftung des Schulgutes kümmern musste, würde diese Aufgabe sicherlich sehr ernst nehmen und gewissenhaft durchführen. Manch ein Schulmeister in dieser Zeit legte nur Wert auf den Ertrag seiner eigenen Landwirtschaft und vernachlässigte dabei das Schulgut. Denen sollte man lieber eine Schule ohne Schulgut übergeben.

Würde unsere verstorbene Tochter all diesen Menschen begegnen? Wie würde diese Begegnung aussehen? Ihre Gesichter kannte sie doch nicht, aber ihre Namen, wann sie geboren oder ebenfalls gestorben waren. Einmal hieß es, dass diese Begegnung durch das Aufrufen des Namens eingeleitet würde und sämtliche Vorfahren des jüngst Verstorbenen diesen Namen und die Person bereits zuordnen könnten.

Würden sie dann alle bereitstehen bei ihrer Ankunft?

Magdalena D.
1600-1652

Hans Heinrich D.
1622-?

Joh Friedrich D. Organist und Schulmeister
1654-1723 mit Ehefrau Anna Elisabeth

Joachim T. 1726-1749 Schulmeister
1684-1779 mit Ehefrau Clara, Catharina

Erns, Henrich T. 1749 – 1776 Schulmeister
1727-1803 mit Ehefrau Maria Magdalena

Johann Adam 1776 – 1816 Schulmeister
1755-1830 mit Ehefrau Caroline Friederika

Joh. Friedrich-Wilhelm T. 1800-1846 Schulmeister
1779-1856 mit Ehefrau Anna Elisabeth

Wilhelm. Joh. Fried. T. 1830-1847 Schulmeister
1802-.1853 mit Ehefrau Wilhelmine

Friedrich T. Händler/Fuhrmann
1836- 1918 mit Ehefrau Anna Catharina

Friedrich T. Färber
1867-1958 mit Ehefrau Elisabeth

Ernst Karl T. Postbeamter
1908-1983 mit Ehefrau Elisabeth

Therapeutische Hilfe.

In den folgenden Wochen suchten wir in regelmäßigen Abständen die Psychologin auf, um mit ihr gemeinsam darüber zu sprechen, was sich in der jüngsten Vergangenheit bei uns alles an Gefühlen aufgestaut oder an Veränderungen ergeben hatte. Und das war augenscheinlich eine ganze Menge. Obwohl sie beruflich keinerlei Erfahrung darin hatte, direkt mit zwei Menschen und deren Trauer um ihr verstorbenes Kind konfrontiert zu werden, verstand sie es geduldig und mit einer großen Beharrlichkeit, sich die einzelnen Schilderungen und Beweggründe nicht nur anzuhören, sondern was für uns sicherlich ganz wichtig war, uns oft die möglichen Sichtweisen der „anderen Menschen" etwas näher zu bringen. Da bekam dann auch manch einer sein „Fett" ab ohne es zu ahnen.

Auch wenn es manchmal dazu führte, dass sie mit scheinbar noch größerem Unverständnis auf die Äußerungen einiger Zeitgenossen reagierte als wir selber. Das führte dann manchmal dazu, dass diese unbedacht gemachten Bemerkungen durch diese Aussprache zum Teil bedeutungsloser wurden. Wir merkten zunehmend, dass bei aller Verletzbarkeit, die Toleranz bei uns als verwaiste Eltern oftmals größer war als bei denen, die uns durch ihre gedankenlosen „Sprüche" weh getan hatten. Auch wenn diese Menschen dabei meinten, sie würden uns durch ihr betont „belustigtes" Auftreten, durch übertriebenes Interesse für andere Themen und durch ausschließliche Fragen nach dem Wohlbefinden der Mutter des Kindes aus dem Trauertal heraushelfen. Vieles, was am Anfang dieses Buches zu lesen ist, hatten wir in stundenlangen Gesprächen mit ihr besprochen und sicherlich auch dadurch mit der Zeit leichter verarbeiten können. Natürlich sind währenddessen auch so manche Tränen geflossen. Dabei blieb es nicht aus, dass ich hin und wieder eine Schilderung unterbrach, weil diese der

Psychologin augenscheinlich zu nahe ging und bei ihr ebenfalls Tränen auslöste.
Lag der Schwerpunkt der Themen anfänglich in der Vergangenheit, verschob er sich mit der Zeit mehr und mehr in die Gegenwart oder auch gelegentlich in die Zukunft. In einem Gespräch schilderten wir unsere gestalterischen Vorstellungen für den geplanten Grabstein. Offensichtlich hatte ich dabei zu oft betont, dass es ein Grabstein für die ganze Familie sein würde und wir gemeinsam dort unsere Ruhe finden würden. Dazu hatte ich einen Entwurf mitgebracht, auf dem nicht nur der Name unseres Kindes, sondern bereits auch unsere Namen darauf standen. An dieser Stelle muss ich bekennen, dass ich schon kurz nach dem Tod unserer Tochter einen Grabstein entworfen hatte, worauf nicht nur sämtliche Namen, sondern auch sämtliche Geburts- und Sterbetage, also auch unsere eigenen, eingetragen waren. An manchen kritischen Tagen wurden wir diesen Gedanken – oder soll ich Wunsch sagen– einfach nicht los. Auch nicht in der Zeit, in der wir bereits die ersten Gespräche mit unserer Psychologin führten.

„Sie machen mir Angst“, hatte sie eines Tages zu uns gesagt und sich dabei tief einatmend mit der Hand an den Hals gefasst. Nein, das war niemals unsere Absicht, aber vielleicht hatte sie auf Grund ihrer Erfahrung heraushören können, dass ich zeitweise ein ganz anderes Ziel verfolgte, als ich vielleicht gerade in diesem Augenblick darlegte. Vielleicht wollte sie auch mit ihrer Offensive eines klar stellen, nämlich, dass sie in der Lage war das Gedankenspiel zu erkennen und mit ihrem „Klartext“ die fortschreitende Entwicklung zu unterbrechen oder zumindest zu entschärfen.

Als sich der 10. Geburtstag unserer Tochter mehr und mehr näherte, stellte ich ihr einmal die Frage: *„Was denken Sie, sollten wir erst eine Schiffsreise machen oder lieber vorher einen Grabstein kaufen? Es haben schon einzelne Kinder danach gefragt, wann unsere Tochter denn endlich ihren Grabstein bekäme.“*

Fast ein wenig zu schnell hatte sie damals darauf geantwortet: *„Natürlich die Schiffsreise, der Grabstein kann noch warten der läuft nicht weg.“*
Sicherlich haben die Gespräche mit ihr auch dazu geführt, dass wir das Verhalten der Anderen nicht mehr für ganz so wichtig nahmen und uns zunehmend damit abfanden. Im Gegenteil, oberflächliches Verhalten quittierten wir mit scheinbarer Unbekümmertheit. Ausgesprochen „lustigen“ Zeitgenossen begegneten wir übertrieben fröhlich, und sie merkten es nicht einmal.
Ja, so war für sie die Welt wieder in Ordnung und es würde mich nicht wundern wenn sie folgende Gedanken gehegt hätten. *„Endlich konnte man mit den bedauernswerten Menschen, trotz ihres schweren Schicksals wieder ungezwungen reden. – Habe ich nicht gleich gesagt, dass die Trauer bald vorbei ist? – Tja, ich kenne mich eben aus mit den Menschen! – Sie hätten vielleicht gleich auf mich hören sollen, dann wären uns die vielen traurigen Monate erspart geblieben. – Ich hätte nicht gedacht, dass die solange brauchen, um wieder gefestigt zu sein. – Da war ja der Besuch bei der Psychologin wirklich erfolgreich!“*

Erfolgreich?

Wir sind wirklich einmal danach gefragt worden, ob denn der Besuch erfolgreich war, als wir gerade von der Psychologin zurückkehrten.
Was hätte man darauf antworten sollen? Ich wusste es in diesem Augenblick wirklich nicht.
Für Psychologen denke ich kann es Erfolg bedeuten, wenn der Patient wieder sein seelisches Gleichgewicht zurückbekommt. Auch ein Arzt, der ohne Komplikationen ein Geschwür entfernt hat, kann danach von einem Erfolg sprechen. Eine Mannschaft die mehr Tore geschossen hatte als der Gegner, war ebenso erfolgreich.
Seine Kinder aufwachsen zu sehen, und dies Zeit seines Lebens, und sie möglichst lange zu begleiten, könnte man schon nicht mehr als erfolgreich bezeichnen, sondern schon eher als großes Lebensglück.

Aber dieses Glück war uns einfach nicht beschienen, unser Kind war und ist tot und wir werden es nie wieder weiter aufwachsen sehen. Gibt es danach irgendwann mal einen Erfolg zu sehen, durch welche Entwicklungen und Veränderungen auch immer?
Vielleicht wird es uns ja eines Tages besser gehen, besser gehen als in den ersten Monaten! Und wenn, dann haben uns ja auch die Gespräche mit der Psychologin sicherlich dabei helfen können.
Vielleicht sollten die Menschen mehr danach fragen, was uns in dieser Zeit geholfen hat um weiterzuleben und nicht nur funktionieren zu können? Mit Sicherheit hat es uns die persönliche Entwicklung durch die Therapie erst ermöglicht, wieder Kontakte zu den Menschen aufzunehmen, die zunehmend und scheinbar unaufhaltbar zu verkümmern schienen.
Mit größerer Toleranz ihnen gegenüber und dem beiderseitigen Wunsch wurden erst solche Gespräche möglich, wie wir sie anfänglich oft vermisst hatten. Wenn wirklich dieser Teil nur ganz alleine für sich betrachtet wird, dann kann heute aus unserer Sicht gesagt werden, sie war erfolgreich, auch wenn wir unser Kind nie wieder sehen werden. Was sich aber niemals ändern wird, da können weder zahlreiche Therapien noch unendliche Gespräche mit anderen Menschen etwas daran ändern, ist die Frage nach dem........

warum? warum?

warum ? warum?

warum ? warum?

WARUM ?

WARUM?

Du wirst nicht gefragt...ES geschieht einfach SO.

Wir wurden nicht gefragt ob wir unser Kind hergeben wollen, hatten keine Chance all das Geschehene zu verhindern. Ein Kind zu verlieren...heißt...einen großen Teil deines Herzens zu verlieren..., lässt es schwer werden...wie einen Betonklotz und um Jahre älter werden. Es kommt oft für Wochen und Monate der Gedanke, dass all das nicht geschehen ist... Ein Wissen und doch nicht VERSTEHEN setzt ein. Der Kopf weiß ES...das Herz will ES nicht WAHRnehmen... Dann folgt die Zeit in der du aufwachst...

aus der Betäubung...in der du WAHRnimmst...

und doch glaubst es sei ein Alptraum...

Du willst aufwachen...den Traum beenden...

Nun, da das Verstehen..., das Wissen...da ist,

kommt der Zusammenbruch.

Jetzt wird der Schmerz größer...die Trauer dein ständiger Begleiter... die Sehnsucht reißt dein Herz immer wieder in Stücke...

All das muss und will nun gepflegt werden.

Man geht den Weg..., verliert sein Ich und sucht ...sein ICH...

Was eben noch war...ist plötzlich nicht mehr...

Auf der Suche nach einem lebbaren Leben ...verliert man Freunde.

...Die eben noch Da ...sind weg...einfach weg.

Man will nicht immer erklären...

Warum lachte ich gestern?...und weine heute?...

Warum hatte ich gestern keine Schmerzen?...

und weine heute vor Schmerzen?...

Warum bin Ich nun wie Ich bin?...

Ich verlor Mein Kind!!!

Dieser Schmerz ist immer da...aber man lernt mit ihm zu leben

..., lernt ihn zu verstecken...,

denn nicht jeder WILL ihn nach Monaten noch sehen.....

nicht jeder kann verstehen...

UND DOCH IST ER DA

Wenn er kommt, muss man ihn ...ZULASSEN...

muss man ihn...LEBEN

Wir haben doch SOVIEL verloren...und müssen erst LERNEN,

Trauer...und ihren Schmerz...LEBEN zu dürfen...

LEBEN zu können.

Der Grabstein.

Bereits wenige Wochen nachdem unser Kind gestorben war, suchten wir einen Steinmetz auf, um uns über die Gestaltungsmöglichkeiten eines Grabsteines zu informieren. Er hatte mit seiner Frau zusammen, die ebenfalls dieses Handwerk beherrschte, neben einer großen Werkstatt, die etwas außerhalb lag, ein Verkaufsbüro und eine kleinere Werkstatt direkt am Eingang des Friedhofsgeländes.

Schon zu Hause hatte ich mir Gedanken gemacht, wie der Grabstein unseres Kindes auszusehen hatte und betraten deshalb mit ganz festen Vorstellungen darüber den kleinen Verkaufsraum. In einzelnen Regalen waren zahlreiche und unterschiedliche Grablichter zu sehen und seitlich an der Wand hingen eine Menge zu Papier gebrachte Entwürfe von Grabsteinen in Originalgröße.
–Nein, das brauchten wir alles nicht, das war nichts für unser Kind– dachte ich so bei mir, während uns die Inhaberin freundlich begrüßte und uns bat, doch in einer kleinen Sitzecke Platz zu nehmen. Ja, sie hatte von dem Tod dieses Kindes gehört und sie hätte großes Verständnis dafür, dass es ein ganz besonderer Stein werden sollte. Ein Stein, der sich auch durch sein Äußeres etwas von den anderen Grabsteinen abheben sollte und jedem Besucher deutlich machen würde, dass hier ein ganz besonderes Menschenkind begraben liegt.

Wir hatten dazu einige Fotos mitgebracht, die unsere Tochter von der Seite zeigten, während sie scheinbar versonnen irgendwohin blickte.
Schweigend sah sich die Inhaberin die einzelnen Fotos nach und nach an. *„Wir möchten, dass ihr Gesichtsprofil auf dem Grabstein zu sehen ist“,* begann ich unseren Wunsch zu erläutern. *„Es muss aber sicher gestellt sein, dass es auch ihr genaues Aussehen wiedergibt“,* ergänzte ich noch hinzu und

deutete dabei auf ein ganz bestimmtes Foto. *„Wenn Sie möchten, kann ich es ihnen in jeder gewünschten Größe ausdrucken“,* sagte ich außerdem.
Wie oft schon hatte man in den vergangenen Jahren gemeinsam, d.h. zu Dritt, irgendwo an einem Bürotisch o.ä. gesessen, um vielleicht mit einem Verkäufer das Aussehen eines Möbelstückes oder einer geplanten Urlaubsreise abzuklären. Da wurde unsere Tochter auch schon mal etwas ungeduldig, wenn ihr alles zu lange dauerte und sie dann ihre Langeweile mehr als deutlich zum Ausdruck bringen konnte.

Nur als wir kurz vor ihrem Tod gemeinsam ein neues Fahrrad für sie ausgesucht und auch gleich gekauft hatten, war von ihrer Unruhe nichts zu spüren. Im Gegenteil, sie schlenderte immer wieder durch die einzelnen Regalreihen, um vielleicht noch das eine oder andere Teil zu finden, das sie dann ganz „unbedingt“ noch benötigen würde. Nun stand dieses rote Fahrrad, monatelang schon nicht mehr benutzt, in der Garage, und wir saßen in dieser kleinen Besucherecke und sprachen ohne jeden Zeitdruck über das Aussehen eines Grabsteines, ihres Grabsteins.

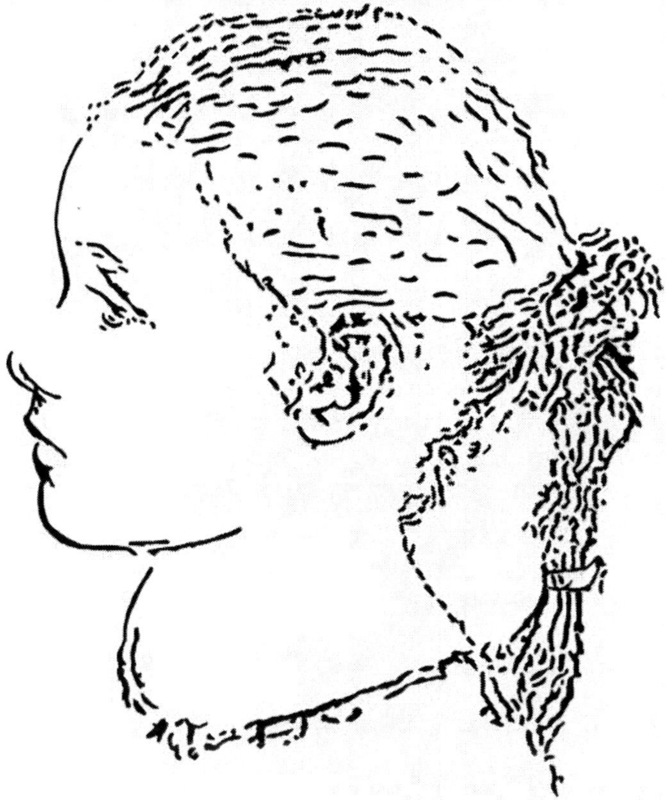

„Ich denke, dass ich das hinbekomme", hörte ich die Mitinhaberin sagen und konnte beobachten, wie sie ein wenig die Augen zukniff, während sie sich das Bild unserer Tochter eine Weile am ausgestrecktem Arm betrachtete. *„Natürlich ist es etwas außergewöhnlich, aber ich habe es schon einmal für einen Kunden gemacht. Als die damaligen Auftraggeber noch etwas unschlüssig darüber waren, ob ihr verstorbener Angehöriger darauf zu erkennen ist, kamen die Enkelkinder in den Raum und riefen spontan, das ist ja Opa!"*, meinte sie zu uns und wirkte dabei ein wenig stolz.

„Dann würde ich vorschlagen, dass sie damit beginnen", sagte ich zuversichtlich und schob dann gleich noch eine Bitte nach: *„Wenn uns dieses Profil überhaupt nicht zusagen sollte, d.h. wenn wir unser Kind darauf nicht zu erkennen vermögen, dann möchten wir die Arbeit jederzeit unterbrechen lassen können."*
„Da besteht überhaupt kein Problem", erwiderte sie freundlich und zuversichtlich, während sie damit begonnen hatte, weitere Angaben auf einen großen Block zu notieren. Neben dem Namen unseres Kindes, dem Geburts- und Todestag, sollten nach unserer Vorstellung noch die zwei ersten Zeilen aus dem Song ***„Niemals geht man so ganz"*** der Gruppe BAP auf dem Stein zu lesen sein. Vorsichtig bemerkte die Steinmetzfrau, dass es vielleicht zuviel Text sein könnte der da zukünftig auf dem Grabstein stehen sollte.
„Ich mache es sicherlich gerne, aber denken sie doch noch mal darüber nach. Ich kann verstehen, dass sie all ihre Gefühle mit diesem Stein zum Ausdruck bringen wollen, aber wir haben ja noch ein wenig Zeit", meinte sie und sah uns dabei mit einem zuversichtlichen Blick an.
Wie viele Menschen hatten ihr bereits in ihrem Berufsleben gegenüber gesessen? Menschen die gerade Abschied genommen hatten von einem geliebten oder manchmal auch ungeliebten Angehörigen.
Dieses Mal konnte sie sich ganz sicher sein über die Gefühle, die dieses Elternpaar für ihr geliebtes Kind empfand und weiterhin auch empfinden würde.

In den folgenden Wochen nahmen wir beim Besuch des Friedhofs immer den Weg, der uns an der kleinen Werkstatt vorbeikommen ließ. Dann versuchten wir, trotz der vom Schleifstaub leicht verschmutzten Fensterscheiben, einen Blick in den kleinen Raum zu werfen, um vielleicht schon einen ersten Eindruck von der Modellierarbeit zu erhaschen. Einmal glaubten wir ganz sicher, dass es sich bei einer noch verhüllten Arbeit, die sich auf einer Art Staffellage befand, bestimmt um das Profil „unseres Kindes" handelte.
„Sie können gerne mal vorbeikommen und sich meine Arbeit einmal anschauen, ich glaube es ist ganz gut geworden",

sagte sie eines Morgens am Telefon und wir verabredeten noch am gleichen Tag einen Termin mit ihr.
Was würden wir bloß beim Anblick dieser Plastik empfinden? Reißt diese vielleicht unsere Gefühle noch weiter runter in eine noch tiefere, unbeschreiblichere Verzweiflung und Trauer? Vielleicht bekommen wir das unheimliche aber erlösende Gefühl, dass sie uns ein kleines bisschen, ein kleines Stückchen gegenwärtiger wird, ein wenig mehr zum Greifen nah, etwas Trügerisches, als ob sie noch da wäre bei uns, ihren traurigen Eltern.
Und wenn wir es bereuen würden, sie zu sehen und doch nicht „ihre Nähe“ erleben, erspüren dürfen? Gäbe uns das nicht den Rest in unserer schon vorhandenen Niedergeschlagenheit?

Wieso hatte diese kleine Steinmetz-Werkstatt plötzlich eine so ganz merkwürdige Atmosphäre? War etwa unser Kind hier, wollte es dabei sein, wenn wir uns ihr Antlitz ansehen würden?
Langsam, fast bedächtig nahm die Frau das Tuch, das die Plastik die ganze Zeit über bedeckt hatte herunter und legte es achtlos zur Seite. Wir erblickten eine wunderschöne, tonfarbene Abbildung eines Kinderkopfes, der scheinbar geduldig aber etwas verloren zur Seite blickte. Es war wirklich ein gelungenes Werk, ganz ohne Zweifel, schöner war das zarte Gesicht eines Kindes bestimmt nicht darzustellen und zu betrachten - außer wenn es leben würde.
Es folgte ein minutenlanges Schweigen, bis ich mich auf einmal sagen hörte: *„Es ist wirklich ein schönes Werk, aber es tut mir wirklich leid, ...es ist nicht unser Kind.“*

„Die Augen sind so tot, zu tot, genau so wie sie auch tot ist“, sagte ich leise weiter. *„Vielleicht sollte ich hier an den Augen noch ein wenig versuchen die Wimpern hervorzuheben“*, erwiderte sie ruhig und geduldig, während sie mit einem kleinen Stechspachtel begonnen hatte etwas Ton an den Augenwimpern zu modellieren. Dann begann sie die Staffellage zu drehen, so dass das Licht mal mehr und mal weniger stark und aus den unterschiedlichsten Winkeln auf

die Plastik fiel. Plötzlich spürte ich, wie mir zunehmend das Atmen schwerer fiel und ich das Gefühl bekam, jemand würde mir den Hals zudrücken. Denn, je nachdem, wie das Licht auf dieses Gesichtsprofil fiel, sah es Sekunden später wie das einer fremden Frau aus.
„Nein hören sie bitte auf damit, ich kann da nicht mehr hinsehen. Wir sollten es ganz lassen, es tut mir leid es ist wirklich nicht unser Kind", sagte ich noch bevor ich mich ganz abwendete, um den Raum zu verlassen.

Was war geschehen? Heute würde ich es so erklären. Wir hatten doch tatsächlich geglaubt, dass wir mit dieser Plastik ein Stück von unserem Kind zurückbekommen würden. Es war aber technisch und künstlerisch einfach nicht machbar, was wir als Vorstellung in unseren Köpfen hatten. Vielleicht hatten wir auch geglaubt, dass unser Kind wieder ein wenig lebendiger würde durch diese Tonarbeit. Aber einfarbiger Ton lebt nun einmal von Licht und Schatten, im Gegensatz zu Gemälden. Da lässt sich eine Person bestimmt „lebendiger" darstellen. Aber Ton blieb einfach leblos, besonders, wenn man zuvor diese hohen Erwartungen an ihn gestellt hatte. Alles konnte mit diesem Material dargestellt werden, ob Tauben, Schiffe, Blumen und auch Menschen. Ja, auch einen Jesus am Kreuze hängend, aber nicht ein junges Mädchen mit langen blonden Haaren, lustigen Augen und einem hübschen Lächeln. Nicht aber unsere Tochter, so lebendig wie sie einmal war.

Scheinbar verständnisvoll hatte uns die Inhaberin danach zur Tür begleitet und uns mit den Worten verabschiedet: *„ Es ist wirklich kein Problem für mich und überlegen sie nun ganz in Ruhe, wie der Stein ihrer Tochter aussehen sollte."* In der folgenden Nacht bin ich mehrfach panikartig aufgewacht, weil ich zuvor von einer fremd aussehenden Frau geträumt hatte, die sich immer wieder am Grab unseres Kindes aufhielt. Dabei verwandelte sich ihr Gesicht immer wieder in das, was ich glaubte, auf der Tonmodulierung gesehen zu haben. Tags darauf sagte ich diesen Entwurf als nicht durchführbar ab und versprach, mich mit einem ganz neuen Konzept wieder zu melden.

Erst mehrere Monate später legten wir einen erneuten Entwurf für den Grabstein vor. Darauf waren zwei leicht im Winkel versetzte Säulen abgebildet die im oberen Teil in der Mitte ein Herz umklammert hielten. Auf dem Herz waren der Name und die Daten unseres Kindes zu lesen. Mit dieser Abbildung als Grundlage ging es nur noch darum, welcher Granit und welche Farbe verwendet werden sollte. Danach legten wir den Fertigstellungstermin fest, der zum einen nicht vor ihrem 10. Geburtstag, aber noch vor ihrem 1. Todestag sein sollte. Alles verlief danach reibungslos und planmäßig.

Beim Anblick ihres nun fertig gestellten Grabsteins überkam uns noch einmal eine tiefe Traurigkeit. Es machte schon einen gewaltigen und emotionalen Unterschied, sich damit zuerst nur zu befassen und dann später ihren Namen tatsächlich in Granit gemeißelt auf ihrem Grabstein zu sehen. Nur die vielen wohlwollenden Zuschriften konnten uns ein wenig darüber hinweg helfen, dass wir neben dem Schmerz etwas Notwendiges, aber auch etwas Großartiges für unser Kind schaffen ließen.
Viele Menschen hatten uns etwas über ihre Schwierigkeiten und Probleme berichtet, die sie schon bei der Planung eines Grabsteines durchstehen mussten. Schon sehr früh, bevor „unser" Grabstein fertig gestellt wurde, spürten wir eine große Anteilnahme und Erwartungshaltung bei ihnen, die sich auch in den späteren Schreiben widerspiegelte. Dem überaus geduldigen Steinmetzehepaar ließen wir einen kleinen Auszug dieser Texte abschließend in einem Dankesschreiben zukommen.

.... Ihr habt ihr einen wunderbaren Grabstein gesetzt. Meine ersten Gedanken waren, ein wunderbares Kind auf beiden Seiten gehalten von einem liebenden Elternteil. Ich sah in dem Herz euer Kind und in den Stützen euch, jedenfalls ist der Stein wunderschön........der Stein ist wunderschön geworden. Man merkt sofort, dass ihr euch viele Gedanken gemacht habt.

Die Anordnung ist sehr schön und das Herz in der Mitte und die Farben der Säulen und des Herzens wunderschön gewählt.

......ich drück Dich ganz fest. Der Grabstein ist wirklich schön geworden und nun brauch ich ihn mir ja nicht mehr nur vorstellen.

.

.....ich finde den Stein von Julia sehr schön, etwas außergewöhnlich........Genau dieselben Gedanken hatte ich beim Anblick des Steines: Berührungen, Beschützen, durch ein Tor hin zu ihr, Mama und Papa die Säulen.

.....dieser Stein ist etwas ganz Besonderes und drückt ganz viel Gefühl aus. Ich habe ehrlich gesagt noch nie so einen schönen Stein gesehen.......
.....habe nun euer Foto angeschaut – der Grabstein ist wirklich was Besonderes........
.....auch für mich ist dieser Grabstein der schönste, den ich bisher gesehen habe und er drückt soviel von der Liebe zu Julia aus.......

..... Wie zu erwarten, habt Ihr da was total Außergewöhnliches entworfen. Ein in Stein gehauenes Sinnbild eurer Liebe zu Julia. Die beiden Säulen als Vater und Mutter, die in der Mitte ihr Kind halten. Wunderbar. Dieser Gedenkstein wird sicher so manchen anderen Besucher zum Staunen und Innehalten bewegen. Ihr habt ein wunderbares, ergreifendes Gedenken für eure Tochter errichtet.......

...... bin erst heute dazugekommen, mir Julias Grabstein anzusehen. Er ist wunderschön geworden, man sieht richtig, wie viel Gedanken du dir gemacht hast .Julia wird er sehr gefallen. Ich habe auch unseren Steinmetz wochenlang mit meinen Ideen genervt , aber das ist ja auch das Einzige was wir unseren Kindern noch schenken können....

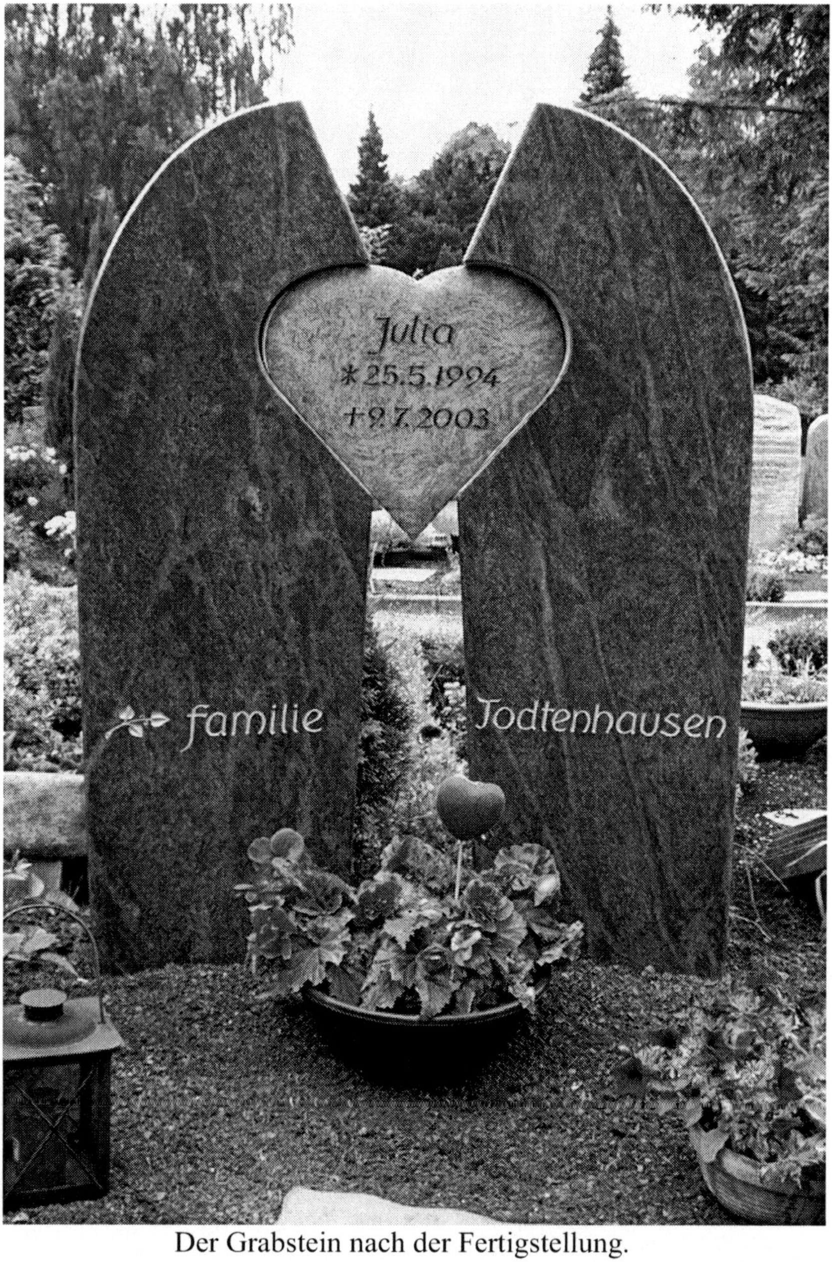

Der Grabstein nach der Fertigstellung.

Weh.....

Weh....

Weh.. Punkt.de[16]

Wieder einmal war es ein Tag, gefüllt mit unbeschreiblicher Leere und Verzweiflung und fortwährenden Gedanken an unser Kind. Wehe ich gab mich, wenn auch nur für wenige Sekunden den Vorstellungen hin, dass unser Kind sich nun in diesem weißen Sarg befand, während ich mich in ihrem Zimmer aufhielt. Da gab es dann kein Halten mehr und das Elend packte mich und machte mich kraftlos, mutlos, aussichtslos, willenlos, ratlos und ganz besonders hilflos.

-Du darfst es nicht zulassen, du musst dich zusammenreißen, du darfst dich nicht aufgeben, wenn doch bloß dieser Alptraum endlich aufhören würde-
-Warum ist niemand da, der dich auffängt, dich trägt, irgendwohin, dich ein wenig erlöst oder die ganze Last von den Schultern nimmt?-

Planlos, sinnlos, wahllos tippte ich mal wieder verschiedene Begriffe in eine dieser zahlreichen Internetsuchmaschinen ein. Grabstein, Trauer, Suizid, Hilfe, Glauben, Beerdigung, unser Kind ist gestorben..........
„Unser Kind ist gestorben, weil ich für einen Moment weggeschaut habe“, stand dort in einer Auswahl von zahlreichen Leserbriefen, die in einem Gästebuch einer Selbsthilfegruppe zu lesen waren.
„Ich fühle mit dir, denn auch mein Kind ist gestorben, aber weil ein Arzt nicht aufpasste“, hatte eine Mutter ihr geantwortet und dann folgte eine Schilderung der letzten zwei Tage eines jungen Menschen, dem es nicht gegönnt war zu leben, weil ein Arzt an diesem Tag einfach nicht gut drauf

[16] Mit www. fangen sämtliche Adressen im Internet an, unter der sich die inhaltsbezogenen Seiten befinden.

war. Dabei war es doch anfänglich nur ein ganz harmloser Eingriff, da konnte doch einfach nichts schief gehen, und nun war dieser junge Mensch tot.
Es war einer von acht Briefen, die nun jene Mutter, die sich mit Selbstvorwürfen plagte als Antwort bekommen hatte. *„Du darfst dich nicht aufgeben, dein verstorbener Sohn würde es nicht wollen. Lass dich umarmen und dir ganz viele wärmende Sonnenstrahlen schicken. Ich werde heute noch für dein Kind eine Kerze anzünden, am Grab meiner Tochter“,* und dann folgte abschließend noch ein Zitat das bewirken sollte, den Lebenswillen nicht einfach aufzugeben.
Gleichgültig welchen dieser Briefe ich auch las, sie hatten allesamt eines gemeinsam. Die Menschen, die diese Zeilen geschrieben hatten, verloren ihr Kostbarstes, ihren Lebensinhalt, ihr Ein und Alles, sie trauerten um ihr Kind das vor Tagen, Wochen, Monaten oder auch Jahren auf stets tragische Weise gestorben war.

Während ich nun jede einzelne dieser Zeilen wie ein Schwamm in mir aufsog, verspürte ich mehr und mehr ein beklemmendes Gefühl in mir aufsteigen. Bisher glaubten wir immer, dass nur uns dieses schreckliche Schicksal ereilt hatte. Natürlich erfuhren wir aus den Medien viele entsetzliche und traurige Kinderschicksale. Einige dieser Kindernamen waren uns noch Jahre nach ihrem Tod bekannt. Besonders die Kinder, die gewaltsam sterben mussten, weil ein krankes Gehirn meinte, seinen Trieben folgen zu müssen und ein Kinderleben dabei keine Rolle spielte. Noch wenige Wochen vor dem Tod unserer Tochter waren Sonja und Tom,[17] die beiden Geschwisterkinder, auf schreckliche Art

---

[17] Sonja und Tom aus Eschweiler wurden ermordet. Die traurige Geschichte der Geschwister erschütterte die Menschen in ganz Deutschland. Es war der 30. März 2003, ein sonniger, warmer Sonntag: Zwei Männer entführten den elfjährigen Tom und seine neunjährige Schwester beim Spielen. Sie erwürgten Tom, um das Mädchen sexuell zu missbrauchen. Dann brachten sie auch Sonja qualvoll um. Sieben Monate später wurden die Mörder verurteilt: lebenslange Haft, ohne Aussicht, nach 15 Jahren auf Bewährung entlassen zu werden.

und Weise um ihr Leben gebracht worden. Auch unser Kind war darüber schrecklich entsetzt und ich hatte Tage danach noch oft mit ihr über diese Gräueltat sprechen müssen, um ihre Ängste ein wenig abzubauen. Etwa ein Jahr zuvor geschah es, dass in München ein junge Schülerin beim Besuch der Schultoilette missbraucht und so schwer misshandelt wurde, dass sie fast daran gestorben wäre. Ich sah mich damals veranlasst, in Vertretung sämtlicher Eltern einen Brief an die Schulleitung zu schreiben, auf der auch unsere Tochter zur Schule ging. Es folgte nur der Hinweis, dass dieses Thema in Kürze bei einer Lehrerkonferenz behandelt würde und finanzielle Mittel für nötige Sicherheitseinrichtungen einfach nicht zur Verfügung stünden. Sicherlich war auch großes Verständnis dafür vorhanden, dass durch die genannten Ereignisse große Sorgen bei den Eltern bestünden, aber was in München geschah, muss ja nicht unbedingt auch bei uns geschehen. Wenige Wochen später, als dieser Briefwechsel erfolgte, berichtete die heimische Presse über einen Vorfall der sich in unserem Wohnort zugetragen hatte.

Schwelm. (WP)[18] Wegen des sexuellen Missbrauchs eines neunjährigen Mädchens nahm die Polizei am Mittwochabend einen 28-jährigen Schwelmer in seiner Wohnung fest. Der Arbeiter, gegen den der Haftrichter Untersuchungshaft erließ, legte ein Geständnis ab. Folgendes wird ihm zur Last gelegt: Der Mann soll am Dienstag die Neunjährige in Wuppertal-Oberbarmen auf dem Schulweg angesprochen, sich ihr gegenüber als Polizeibeamter ausgegeben und in sein Auto gezerrt haben. Anschließend sei er mit seinem Opfer in seine Wohnung nach Schwelm gefahren, wo er das Kind sexuell missbraucht habe. Nach der Tat brachte er die Schülerin wieder zurück nach Wuppertal. Aufgrund der präzisen Beschreibung des Mädchens konnte der Tatort ermittelt werden. Ob der festgenommene Schwelmer für weitere Taten in Frage kommt, ist zurzeit noch unklar.

So ganz unberechtigt war wohl die Sorge nicht, die ich mir zu diesem Zeitpunkt gemacht hatte. Und was in München geschah, konnte wohl doch überall geschehen. Aber war es nicht ganz natürlich, dass wir uns Sorgen um unser Kind machten? Das sich auch viele andere Mütter und Väter um ihre Kinder sorgten? Wo überall könnte ihnen etwas

---

[18] Artikel aus der Lokalausgabe der Westfalenpost Schwelm

zustoßen? Natürlich dürfte man seinem Kind diese Sorge nicht anmerken und spüren lassen. Sie brauchten doch auch ihre eigenen Lebenserfahrungen, um sich zu einem selbstbewussten und eigenständigen Menschen entwickeln zu können, brauchten ihre ganz persönlichen Freiräume. Aber lauerte nicht überall eine Gefahr? Als sich während der Schwangerschaft zunehmend abzeichnete, dass diesmal, im Gegensatz zu früheren Schwangerschaften, der Verlauf gut ausgehen könnte, hatten wir damals auch eine Verwandte darüber informiert.
Worauf diese uns dann empfahl, doch noch niemandem etwas darüber zu sagen, es könnte ja immer noch eine Fehlgeburt eintreten. *„Erst wenn das Kind da ist, seid ihr die Sorgen los“*, hatte sie dann noch gemeint. Als ob man je die Sorgen um sein Kind loswerden würde. Immer wieder in den folgenden Jahren hatten wir uns darüber Gedanken gemacht, wo ihr etwas zustoßen könnte. Vielleicht auch manchmal zuviel, aber ich denke, da befanden wir uns in guter Gesellschaft mit anderen Müttern und Vätern. Niemals wollte ich mir selber den Vorwurf machen müssen, dass mein Kind einmal durch ein vorhersehbares Ereignis sterben musste. Es darf überhaupt nicht sterben! Niemals! Erst recht nicht durch ein scheinbar abwendbares Ereignis! Aber was ist denn vorhersehbar, abwendbar?
„Das war einfach Schicksal was mit eurem Kind geschah“, wurde uns von Menschen gesagt, die selbst noch niemals ein Kind verloren hatten. Einfach zur falschen Zeit am falschen Ort und das war es? *„Unser Kind ist gestorben, weil ich für einen Moment weggeschaut habe“*, hatte diese Mutter in das Gästebuch geschrieben. Wäre sie nicht an diesem Tag an den Badesee gefahren, hätte ihr Kind an diesem Tag nicht darin ertrinken können. Sollten wir schon vorher erkennen können, dass unser Kind bald sterben muss, obwohl sie noch ganz munter wirkte und die tödliche Erkrankung bereits in ihrem Körper steckte und sich den Weg zu ihrem Herzen bahnte? Hätte eine Mutter ahnen können, dass sie auf der Suche nach ärztlicher Hilfe für ihren bewusstlosen Sohn, sich für das falsche Krankenhaus entschieden hatte, obwohl doch alle Krankenhäuser Leben retten können?

Hätte eine Mutter denn ihr Kind auf bloßen Verdacht hin und ohne jegliche Begründung einer ärztlichen Untersuchung unterziehen lassen sollen, statt es eines Morgens tot im Bett liegend aufzufinden? Und wie sollen die Mütter damit umgehen, die bereits das neue Leben in ihrem Körper spürten oder gemeinsam mit dem zukünftigen Vater „ihr Kind" auf einem Ultraschallbild anschauen durften? Hätte sie das, was kurz danach geschah, vorhersehen oder verhindern können? Und wie würden sie in Zukunft damit umgehen können, mit diesem schon komplett eingerichteten Kinderzimmer, das noch nie ein Kind gesehen hatte und auch auf unbestimmte Zeit nicht sehen wird? Wie viel Kraft braucht ein Mensch, um mit diesem Schicksalsschlag weiterleben zu können, weiterleben wie vorher, bevor man plötzlich aus der Lebensbahn geworfen wurde? Gibt es denn ein Schlimm, Schlimmer, am Schlimmsten, wenn ein Kind gestorben ist, gleichgültig ob als stille Geburt, durch lang andauernde Krankheit, als Kleinkind, Schulkind oder eines, das bereits im Berufsleben stand?

Beim Lesen weiterer Beiträge traf der Begriff Schicksal auf besonders tragische Weise zu. Eine Mutter[19] schrieb darin:

Hallo ihr Lieben, es ist erst 3 Wochen her.
Unsere 7-jährige Tochter ist beim Spaziergang mit mir in der Gießener Innenstadt auf dem Bürgersteig von einem plötzlich herabstürzenden Betonsims, der aus 5 Metern Höhe in einer Länge von 8 Metern herunterbrach, erschlagen worden. Man kann sich diese tragischen Umstände einfach nicht vorstellen. Wer denkt beim Spaziergang mit seinem Kind schon daran ständig nach oben zu gucken?

Wir waren so froh und glücklich an diesem Tag. Die Sonne schien am 15.04.2004 besonders schön, und so bat ich meine Tochter doch ein bisschen mit raus an die frische Luft zu

[19] Die Verfasserin dieses Briefes hat diesen Text zur Veröffentlichung freigegeben.

kommen. Meine 4-jährige Tochter lag zu dieser Zeit in einem Gießener Krankenhaus, weil sie die Mandeln heraus bekommen hatte. Ihre Schwester kam an diesem Nachmittag mit meinem Mann, um uns zu besuchen. Sie hatte mich schon die ganze Zeit so vermisst, weil ich mit ihrer jüngeren Schwester als Begleitperson im Krankenhaus war.

Nichts ahnend gingen wir so gutgelaunt nur 2 Minuten vom Krankenhaus entfernt zur Einkaufsstraße, um uns ein bisschen die Geschäfte anzugucken. Als ich plötzlich auf die Uhr sah, bemerkte ich zu meinem Schreck, dass es schon 17.15 Uhr war und unsere kranke Tochter im Krankenhaus gleich ihr Abendessen bekommen würde. Also sagte ich zu meiner größeren Tochter, dass wir wieder zurückgehen müssten. Wir drehten uns praktisch auf dem Absatz um und liefen gerade vor einem Café Bistro, als urplötzlich und ohne ersichtlichen Grund mit einem fürchterlichen Krachen ein Betonvorsprung (Betonsims) mit schwerer Markise, Gestänge, Gesteinsbrocken usw. auf uns stürzte.

Ehe ich mich überhaupt irgendwie regen konnte, suchte mein Blick sofort mein Kind. Da lag sie, ein Stückchen weiter von mir weg, den Kopf bis zum Brustkorb mit Betonbrocken, Markiseteilen, Gestänge usw. bedeckt, ohne sich zu rühren.
Ich fing zu schreien an. „Meine Tochter, meine Tochter, Hilfe, Hilfe, helfen Sie doch endlich meiner Tochter!"
Sofort waren Passanten da, die die Trümmerteile von meiner Tochter entfernten. Innerhalb von 3 Minuten waren die Sanitäter von der Gießener Uni-Klinik da. Ich war wie in Trance. Ich spürte die Hektik und Anspannung der Sanitäter und ahnte in diesem Moment, dass unser Kind es nicht schaffen würde. Sie wurde sofort abtransportiert.

Mittlerweile wurde für mich ein Rettungswagen angefordert, der mich auch in die Unfallchirurgie der Uni-Klinik brachte. Neben schweren Prellungen am ganzen Körper, besonders an der Schulter, ein paar Schürfwunden und riesigen Blutergüssen war ich soweit O.K.

Nachdem meine linke Schulter mit einer Desault-Weste versorgt wurde und die Schürfwunden verbunden waren, kam schon der Seelsorger der Uni-Klinik herein.

Diesen Moment kann man nicht beschreiben. Mein Mann und ich, wir konnten in diesem Moment nicht einmal weinen. Vielleicht war es in diesem Moment einfach eine Schutzreaktion des Körpers.

Noch 20 Minuten haben 12 Ärzte versucht, unsere Tochter wieder zu beleben, jedoch ohne Erfolg.
Ich kann gerade jetzt im Moment nicht weiter schreiben, es ist so schlimm.
Traurige Grüße von einer immer noch fassungslosen Mama.

Mir blieb beim Lesen vor lauter Entsetzen und Unglauben beinahe die Luft weg! Wie konnte so etwas geschehen? So einen schicksalhaften Unfall kann man sich fast nur im Film vorstellen. Es ist, als hätte eine höhere Macht mit dem Finger auf das Mädchen gezeigt und es "ausgesucht".
Das Geschehene ist furchtbar, unfassbar und machte mich unendlich traurig. Ich fühlte mit diesen Menschen, fühlte ihren Schmerz um das geliebte Kind und merkte plötzlich, dass mir die Tränen über mein Gesicht liefen und einfach nicht aufhören wollten. Hatte unsere Psychologin nicht ausdrücklich davon abgeraten sich zu den eigenen Problemen auch noch die von anderen, von fremden Menschen einzuverleiben? *„Ihr Leid ist schon groß genug*“, hatte sie gemeint und *„ das Internet kann für Menschen, die sich gerade in einer Krisensituation befinden genau das Gegenteil von dem bewirken, woran wir gerade gemeinsam arbeiten.“*
Jeder Mensch trauert anders, das hatten wir inzwischen begriffen. Aber traf das auch zu, wenn ein Kind gestorben ist? Diese Frage konnte ich zu diesem Zeitpunkt einfach noch nicht beantworten. *„Ich habe alles im Griff“,* hatte ich ihr darauf geantwortet, und nun saß ich vor meinem PC und

heulte „Rotz und Wasser“ über ein Kind, das ich nie kannte und auch niemals kennen lernen würde.
–Warum weine ich denn nur um ein fremdes Kind? Oder weine ich jetzt nur, weil auch mein eigenes Kind tot ist, genau so tot wie das fremde?– Ob diese Mutter, die ich auch nicht kannte, auch um unser Kind weinen würde oder nur um ihr geliebtes Kind? Wenn es doch so ist, dass fremde Menschen um dein Kind weinen, aber die Menschen, die dein Kind persönlich gekannt haben es nicht tun, was stimmt denn da in unserer Welt nicht? –
Auf jedem Fall verspürte ich eine große Verbundenheit mit diesen Menschen die genauso um ihr Kind trauerten wie wir. Fast jeder der gefühlsmäßigen Sätze beschrieb meine eigenen Empfindungen in dieser Zeit und es verging in den folgenden Wochen nicht ein Tag an dem ich nicht einen Beitrag gelesen oder geschrieben hatte.

Oft brauchte mich meine Frau, die tagsüber durch ihre neuen beruflichen Anforderungen etwas abgelenkt wurde, nur kurz anzusehen, um zu erfassen, wie ich den Tag ohne sie und ohne unsere Tochter verbracht hatte. Ihre neue Aufgabe, die sie erst vier Monate nach dem Tod unseres Kindes bekommen hatte, forderte den ganzen Menschen von ihr. Für diese Firma waren wir zuvor immerhin zehn Jahre als Dienstleister tätig. Kein Kunde, keine Kolleginnen oder Kollegen sollten etwas davon mitbekommen, wie es wirklich um sie stand. Nur der Inhaber dieser Firma wusste anfänglich über alles Bescheid. Immerhin kannte er unser Kind aus früheren Tagen persönlich, weil es die jährlichen Adventskalender zu schätzen wusste, die Ende November in der Firma verteilt wurden. Dann hieß es von ihr: *„Ich fahre heute mal wieder mit“*, wenn zu dieser Zeit wieder Unterlagen abgegeben werden mussten. Nun spürten wir beide was es bedeutet, wenn Ehepartner die Trauer unterschiedlich verarbeiten. Jeder war jetzt darum bemüht sich nichts anmerken zu lassen, um den anderen nicht noch zusätzlich zu belasten. Nur an den Wochenenden gelang das nicht ganz so einfach. Dann konnte es geschehen, dass wir ausgiebig darüber sprachen wie jeder von uns die Woche geschafft hatte. Sehr schnell bemerkten

wir, dass meine Frau sich dann so stark ihren Gefühlen und Sehnsüchten hingab, dass sie anschließend unendlich viel Kraft aufbringen musste, um im beruflichen Alltag bestehen zu können. Nein, sie konnte und wollte auch nicht in der Firma weinen. Das galt es, aus mir nachvollziehbaren Gründen, unbedingt zu verhindern. Offensichtlich gelang uns in dieser Zeit der Spagat zwischen beruflichen Anforderungen und abgrundtiefer Trauer.
Inzwischen hatte ich selbst einige Beiträge in das Forum geschrieben und darauf hin auch Zuschriften erhalten. Abends sprachen wir dann über Lieferprobleme und Leserbriefe. Nicht jedes einzelne Kinderschicksal kam zur Sprache, aber sicherlich sehr viele.

Im Nachhinein würde ich sagen, dass wir in dieser Zeit damit begonnen hatten, unser Augenmerk wieder mehr nach außen zu richten und weniger „nur" an unser Kind zu denken und darüber zu sprechen. Unser Kind war eines von vielen Kindern geworden, um das nun geweint wurde. Sie war nun nicht einfach in eine Schublade gelegt worden, um nicht traurig zu werden. Nun litten Menschen mit uns und wir mit ihnen. Es war diese nahezu immer gegenwärtige Anteilnahme, wann immer auch man sie gerade benötigte. Unabhängig davon welcher Tag gerade war und um welche Uhrzeit im Moment des empfundenen Anteilnahmedefizits es sich handelte.

Es wurde beinahe zu einer Art Selbsthilfe, wenn ich das Bedürfnis verspürte, mit einem Menschen jetzt sofort und unverzüglich Verbindung aufnehmen zu wollen. Aber eines steht für mich fest, ich habe diese Möglichkeit aber auch nur deshalb gebraucht, weil andere Menschen, die ich gebraucht hätte, nicht in der Nähe waren oder bereits wieder zum Alltag übergegangen waren und ich ihnen meine Trauer nicht aufdrängen, nicht aufschwatzen wollte. Nun konnte ich, wann immer mir der Kopf danach stand, darüber schreiben und lesen, was seit dem Tod unseres Kindes ohnehin zu unserem Lebensinhalt gehörte. Einmal erhielt ich ein alles umfassendes Schreiben von einer Mutter,[20] deren Tochter mit 18 Jahren bei einem Autounfall tödlich verunglückte. Sie schrieb unter anderem Folgendes:

....

Als ich die Klassenkameraden dort sah, wie sie eure Tochter dort besuchen, war ich sehr gerührt. Sind doch Kinder schließlich nicht gerade gern auf Friedhöfen. Ich denke mal, euch wird auch bewusst sein, dass solche Besuche mit der Zeit abnehmen, rarer werden. Nur die wirklich gute Freundin bleibt nach.....

So sind die Menschen halt. Bei meiner Tochter war zu Anfang auch reger "Verkehr" am Grab, mit Blümchen und Zettelchen schreiben und so weiter. Schon zu ihrem 20. Geburtstag - also nur zwei Jahre nach ihrem Tod - konnte ich die wenigen Sträuße genau zuordnen und war schon enttäuscht von ihren selbsternannten Freundinnen und "bester Freundin" , wie sie sich gerne nannten. Verstehe ja, dass im Alltagsleben sich nicht mehr oft die Zeit genommen wird, sie zu besuchen. Aber am Geburtstag oder Todestag habe ich dann schon ein wenig Hoffnung auf ein kleines Blümchen dort oder mal eine einzelne Rose : weit gefehlt.

Du hattest danach gefragt was für ein Tod wohl "besser" sei.......?!

Auf jeden Fall diese Art von nun auf jetzt tot umzufallen! Die Todesängste, die meine Tochter empfand, sind sicher die Hölle gewesen. In der einen Minute noch gut gelaunt, mit wehendem Haar, bei Sonnenwetter und wahrscheinlich lauter Musik mit einem PS-starken Auto mal alle "kriegen", das baldige freie Wochenende in Sicht, wo mal wieder ein großes Zeltfest in der Nähe stattfinden sollte, sozusagen in der einen Minute das tolle, freie Leben und in der nächsten Sekunde der Wahnsinns-Schreck, als "es" eng wurde. Ihre Ängste, die sie ausstand, als ihr klar wurde, das Auto nicht mehr zu beherrschen - diese Ohnmachtsgefühle gegenüber den physikalischen Kräften, denen sie ausgesetzt war, als der Wagen für ca. 20 Meter diagonal über die Gegenfahrbahn

---

[20] Die Verfasserin dieses Beitrages ist mit der Veröffentlichung einverstanden.

laut quietschend schleuderte ....dann schoss ihr Auto durch einen Graben (ca. 70-80 cm tief), was für ein Gerumpel!! Da sie ja nicht angeschnallt war, wurde sie zu dem Zeitpunkt wohl schon an die Fahrertür gepresst.........dann weiter geradeaus über einen schmalen Asphaltweg, der zu einem Bauernhof führt, dann durchbrach sie eine niedrige Koppeleinfriedung. Der Wagen hatte wahrscheinlich die Schnauze nach oben in die Luft aufgerichtet, "flog" wenige Meter durch die Luft. Danach schlug er mit der wohl linken Seite der Kotflügel/Schnauzen-Kante auf dem Boden auf, hatte noch soviel "Speed" drauf, dass er sich wieder vom Boden abhob, in der Luft sich einmal so drehte, dass er mit der Beifahrertür wieder aufschlug, sofort wieder vom Boden abhob und wieder mit der Beifahrerseite aufschlug. Zweimal in der Luft komplett um die eigene Achse gedreht also und dann mit allen vier Rädern in den Koppelboden gedrungen. Auf der Fahrerseite waren das Vorder- sowie das Hinterrad ca. 10 cm tief in der Erde. Während die beiden Räder der Beifahrerseite nur "auf" der Erde standen. Irgendwo ist sie mit dem rechten Fuß hängen geblieben und er streifte ab......und blieb wohl dort liegen.

Mehr möchte ich vom Inhalt dieses Briefes nicht wiedergeben, weil nun eine minutiöse Schilderung der Ereignisse folgt, die meiner Meinung nach nichts für schwache Nerven sind.

Und doch hat dieser Brief mit all den anderen eines gemeinsam. Es wird darin der Tod eines über alles geliebten Kindes verarbeitet. Aber welche Möglichkeiten gibt es überhaupt, so etwas Schreckliches jemals zu verarbeiten? Diese Frage hatten wir uns in den ersten Wochen und Monaten oft gestellt, ohne zu wissen, dass Mütter, Väter und Geschwister, um nur einige zu nennen, diesen Tod überhaupt auf einem mühsamen und dornenreichen Weg verarbeiten müssen.
Ohne eine Verarbeitung bleibt der Weg in die Zukunft aber verschlossen.

Nicht, dass es für den einzelnen keine Zukunft mehr geben könnte. Es würde aber bestimmt eine Zukunft sein, in der das ständige Verdrängen einen Großteil des weiteren Lebens ausmachte. Ständig müsste dieser Mensch darauf achten, dass ihm die aufkommende Trauer nicht ganz plötzlich und völlig unvorbereitet in die Glieder fährt. Wie soll dieser Mensch in diesem Moment reagieren, wenn er es doch niemals gelernt hat damit umzugehen? Was sollen die anderen Menschen von ihm halten, wo er sich doch schon so lange so „gut“ gehalten hat?
Wenn es doch so einfach und nur eine Frage der Zeit ist mit dem Tod seines Kindes fertig zu werden, warum schreiben dann so viele Menschen in diesem Internetforum, deren Kinder schon längere Zeit, also schon vor drei, sieben, zehn oder auch vor fünfzehn Jahren verstorben sind?
Kann es sein, dass die sog. „Nichtbetroffenen“ eine völlig falsche Vorstellung davon haben, was nach diesem Verlust mit der Mutter, dem Vater oder dem Geschwisterkind geschieht? Warum schreiben denn so viele Mütter darüber, dass neben dem Verlust des Kindes der Verlust von Freunden und manchmal sogar Familienangehörigen zu beklagen ist? Ist denn das Jammern von verwaisten Eltern schwerer zu ertragen als das Jammern um den Arbeitsplatz, der Beule im Auto, den verpassten Zug oder den Verlust der Meisterschaft? Bei letzterem soll es besonders viele Männer geben, die sich anschließend vor lauter Verzweiflung in die Arme fallen und in Tränen ausbrechen, ohne sich derer zu schämen.
Aber das verstorbene Kind? Ist es denn keine Träne wert? Ist es beschämend darüber zu weinen? Es gehörte doch auch zu euch.

Bisher hielt ich das Internet immer für eine reine Männerdomäne, aber hier war es ganz anders. Wie kann ich mich darüber beklagen, dass Freunde sich abwenden, ich aber als Vater des Kindes die Zuflucht ausschließlich in Beruf und Hobbys suche? Ja, ich weiß es, jeder trauert anders.

Mit der Zeit hatte ich mich auch daran gewöhnt, dass ich einer der wenigen Väter in diesem Internetforum war. Es störte mich nicht, aber ich wunderte mich schon etwas darüber. Ich machte von Anfang an nie ein Geheimnis daraus, wenn ich um unser Kind weinen musste. Denn für was gibt es mehr Gründe zu weinen als für sein geliebtes Kind, wenn es nicht mehr da ist und auch nie wieder zurückkehren wird? Viele Mütter drückten in ihren Beiträgen ihre Hilflosigkeit und Verzweiflung aus und schrieben oftmals von einem sinnlosen Weiterleben und großer Sehnsucht nach ihrem Kind. Oft entschuldigten sie sich dafür, dass das Geschwisterkind vernachlässigt würde, obwohl sie es doch genauso lieben würden wie das verstorbene.

„Mein Bruder,....meine Schwester, sie fehlen mir."

Geschwistertod kann gerade für ein Kind zu einem sehr großen Problem werden, wenn es den uneingeschränkten Beistand seiner Eltern nicht hat. Je jünger es ist, desto schlimmer wahrscheinlich, wenn es niemanden hat, dem es sich anvertrauen kann, der es festhält und mit ihm gemeinsam die Trauer durchlebt. Alleine und sozusagen selbstständig zu trauern ist für ein Kind nahezu unmöglich. Es tut das, was es von den Eltern vorgelebt bekommt. Wenn die Eltern sich nicht offen mit der Trauer auseinandersetzen, kann auch das Kind nicht trauern. Es ist irgendwie auf die Eltern, oder auf andere Bezugspersonen angewiesen. Das ist umso schlimmer, weil die Eltern ja meistens mit sich selber sehr zu tun haben und deswegen als Eltern sozusagen erst mal ausfallen.

Einmal fand ich den Beitrag einer heute 20-jährigen Frau,[21] die besonders darunter gelitten hat. Sie schrieb darin:

Ich war sechs als mein 1,5 Jahre jüngerer Bruder 1990 ertrank. Kurz danach bin ich eingeschult worden. Das war für meine Eltern natürlich erst mal schwierig. Zuerst wollten

[21] Die Verfasserin dieses Beitrages ist mit der Veröffentlichung einverstanden.

sie meinen Schulanfang gar nicht feiern, aber ich wollte unbedingt und hatte mich ja auch drauf gefreut. Mit 6 war ich eifersüchtig und sauer auf meinen toten Bruder, weil er mir meinen Schulanfang fast verdorben hätte ... Begriffen was das heißt, dass er tot ist, habe ich erst viel später. Mit 10 Jahren habe ich noch geträumt, dass mein Bruder eines Tages wie von einer langen Reise endlich zurückkommt und ich ihm alles zeige, was sich seit seinem „Verschwinden" verändert hat.

Bei der Urnenbeisetzung war ich leider nicht dabei, bei der Trauerfeier schon, daran erinnere ich mich auch noch.

Das erste Jahr nach dem Tod meines Bruders, was auch mein erstes Jahr in der Schule war, habe ich zum großen Teil in einer „Bude" verbracht, einer Art Höhle aus Decken, Kissen und einer Bockleiter. Die hatte ich mir mitten in unserer Wohnung gebaut, in den Flur, und immer wenn ich aus der Schule kam, bin ich sofort darin verschwunden, erzählte meine Mutter später. Ich selber kann mich an diese Zeit wenig erinnern. Meine Erinnerungen sind überhaupt alle recht schwammig. Jedenfalls war meine Verwirrung und Einsamkeit riesig, ich konnte mich nur noch vor der Welt verkriechen.

1991 ist dann meine kleine Schwester geboren und 1993 mein kleiner Bruder. Ich war so eine Art Helferin für meine Mutter geworden, die mit ihrem ganzen Kummer selber nicht zurechtkam und wohl dachte, dass sie durch zwei weitere Kinder ihren Lebensmut wieder finden würde. Ich war von da an eben die große Schwester, und ich war völlig überangepasst, bin überall klargekommen, auch in der Schule und habe meinen Kummer nie gezeigt... Ich habe eigentlich erst vor einem halben Jahr angefangen, intensiv um meinen Bruder zu trauern, und jetzt bin ich 20(!). Der Zusammenbruch kam bei mir, als ich bei meinen Eltern ausgezogen bin. Da war alle Selbstbeherrschung dahin und alles was ich so mühsam zurückgehalten und jahrelang aufstauen musste, kam hervor. Ausgelöst hatte das ein Bekannter von mir, den ich mit 19 kennen gelernt hatte und der gemerkt hatte, dass ich „irgendwas mit mir herumschleppe". Endlich darauf angesprochen, fielen mir 10

000 Steine vom Herzen und ich konnte anfangen davon zu sprechen und vor allem zu weinen, auch davon wie sehr es mich bedrückt nie wirklich mit meinen Eltern darüber sprechen zu können. Ich habe immer nur meiner Mutter zugehört, aber nie über meine eigene Trauer gesprochen. Nie.

1995 haben meine Eltern dann ein Haus gebaut und wir sind aus der Stadt weggezogen Ich war ab meinem 6. Lebensjahr sehr viel krank und hatte dauernd Schnupfen, Grippe und Angina etc. Ich hatte eben nie geweint und das äußerte sich dann körperlich: chronischer Dauerschnupfen bis hin zu Nasenneben-höhlenvereiterung. Heute weiß ich, dass es herunter geschluckte Tränen und keine Erkältungen waren. Meine Art nach innen zu weinen, sozusagen. Mit etwa 10 Jahren, als meine Mutter dann das zweite Kind nach meinem toten Bruder bekommen hatte, habe ich auch angefangen zu schlafwandeln, das weiß ich noch, wie am Morgen manchmal ein Blumentopf in Scherben auf dem Fußboden lag, weil ich nachts im Schlaf ans Fenster gegangen war. Wenn ein Kind schlafwandelt ist das ein großes Alarmzeichen, das meine Eltern aber nicht ernst genommen haben! Ich schlafe überhaupt sehr unruhig, auch jetzt noch, ich spreche im Schlaf etc. Ich selbst bekomme das ja nicht mit, Freunde und Freundinnen, die irgendwann mal neben mir geschlafen hatten, haben mir das aber immer wieder gesagt, dass ich zusammenhanglose und unsinnige Sachen im Schlaf erzähle und dann sehr gequält wirke.

Ein anderes Gefühl aus meiner Kindheit, an das ich mich erinnere, ist große Angst. Als ich dann immer allein in unserem Kinderzimmer war, habe ich mich immer sehr gefürchtet, vor den Schatten, vor der Dunkelheit, vor eventuellen Mördern und vor allem vor meinen eigenen Träumen, die von Monstern und schrecklichen Gedanken wimmelten. Ich hatte oft Angst einzuschlafen. Zunächst habe ich dann oft bei meinen Eltern im Bett geschlafen, dann, als meine kleinen Geschwister da waren, ging das aber nicht mehr, weil das Bett meiner Eltern meist schon besetzt war, ich ja außerdem „die Große“, „die Vernünftige“, die nicht mehr zu ihren Eltern ins Bett komm, war.

Meine Eltern haben mir ihre Trauer nie offen gezeigt, wir haben nicht voreinander getrauert. Dazu haben mir meine Eltern gesagt, sie hätten mir und sich ein „normales" Leben ermöglichen wollen. Ich bin dadurch aber nur komplett verunsichert worden – es ist für ein Kind sehr verwirrend und beunruhigend (!), wenn Normalität vorgespielt werden soll wo keine ist!! Und diese Angst und Beunruhigung bin ich bis heute nicht losgeworden. Bei mir war es dann so, dass ich so gut wie alles ins Unterbewusstsein gedrängt habe, von da aus schickte es dann immer seine Zeichen.
Anfang der Pubertät hatte ich dann eine Trauerphase, mit 14 etwa, da wurde mir der Verlust meines Bruders sehr schmerzlich bewusst. Ich habe ihm da eine Zeit lang Briefe geschrieben. Und dann begann sich meine Sehnsucht und mein Suchen nach meinem Bruder auch noch auf andere Art zu äußern: Die ersten Beziehungen zu Jungs die ich hatte, waren davon beeinflusst, weil ich irgendwie immer jemanden gesucht habe, mit dem ich diese geschwisterliche Zweisamkeit wieder so erleben konnte. Mir war das natürlich nicht so bewusst, aber ich habe in den Jungen, in die ich mich verliebt habe, unterbewusst immer meinen Bruder gesucht, wollte auch gar keine wirkliche „intime" Beziehung sondern eher eine Art geschwisterliche Freundschaft, was natürlich immer wieder zu Verwirrung geführt hat, weil sich alles vermischte ... Zu einer echten Liebesbeziehung war ich gar nicht mehr fähig – das hätte vorausgesetzt, dass ich den Verlust der ersten tiefen Bindung in meinem Leben verwunden hätte.

Innerhalb meiner Familie hat sich durch den Tod ein sehr unheilvolles Gebilde ergeben: Meine Eltern wollten ab einem bestimmten Punkt von Trauer nichts mehr wissen und deshalb war es auch für mich mit dem Trauern schwer. Außerdem war ich so etwas wie ein Fossil aus vergangenen Zeiten geworden. Ich stammte aus einer Zeit, an die sich meine Eltern lieber nicht mehr so erinnern wollten – manchmal habe ich das Gefühl, dass es ihnen lieber gewesen wäre, ich wäre auch fort und würde sie somit alles vergessen lassen – das ist natürlich eine Unterstellung, aber allein. dass sie mir

dieses Gefühl nie nehmen konnten sagt doch einiges – aus meiner Sicht hat das alles das Verhältnis zu meinen Eltern sehr belastet, weil es sich für mich so anfühlt, dass sie mich durch ihre eigene Flucht vor der Trauer im Stich gelassen haben, ich heute noch mit meinen Ängsten zu kämpfen habe. Ich musste sehr früh anfangen mich zu verschließen und meine Gefühle nicht zu zeigen. Kinder leiden stumm, oder besser gesagt, sie zeigen ihre Hilferufe auf andere Art. Die Pflicht der Erwachsenen wäre es das wahrzunehmen und darauf einzugehen und ihre Kinder nicht im Regen stehen zu lassen.
Ich bin jetzt sehr wütend auf meine Eltern, weil sie damals nur an sich dachten, daran dachten, zwei andere Kinder zu bekommen, ein neues Leben anzufangen – ich fühle mich verraten und im Stich gelassen – ich hätte die Hilfe meiner Eltern gebraucht damals, aber sie haben mich allein gelassen und behandelt wie eine Erwachsene – ich war aber sechs Jahre alt und nicht in der Lage, alleine damit fertig zu werden. Ich verstehe, warum meine Eltern nicht für mich da waren – sie waren selbst überfordert und hatten nicht genug Hilfe. Aber sie haben mich im Stich gelassen und das trage ich ihnen sehr nach.

Verzeihen tue ich ihnen nicht, dafür waren der Schmerz und die Angst zu groß, die diese Einsamkeit in mir hinterlassen hat. Ich bin noch heute sehr skeptisch wenn ich höre, dass Eltern, die gerade ein Kind verloren haben, ein anderes bekommen – das klingt für mich nach voreiligem Verdrängen, Wegschieben der Trauer und das ist eine Katastrophe vor allem für die hinterbliebenen Geschwister, denn die brauchen ihre Eltern zum Trauern, brauchen Eltern, die ihnen die Trauer und den Umgang mit dem Tod vorleben, sonst haben Kinder keine Chance und gehen langsam aber sicher daran kaputt, auch da spreche ich leider aus eigener Erfahrung.

Ich hatte als Kind keine Chance und habe erst angefangen intensiv zu trauern als ich von zu Hause weg bin und nicht mehr in der scheinbar „heilen Welt" meiner Eltern leben musste, die sie sich konstruiert haben und die mich und meine

Trauer außen vor ließ. Meine Mutter meint, der Tod ihres Sohnes sei für sie nicht zu verarbeiten und damit fertig. Ich muss ihn aber verarbeiten, weil mich dieses Erlebnis in meiner frühesten Zeit so geprägt hat, dass ich sonst keine Chance auf ein freies und glückliches Leben haben würde – niemals.

Sie hat immer nur an sich gedacht, meine Mutter. Wenn sie meint, der Tod ihres Sohns wäre (aus welchen Gründen auch immer) nicht zu verarbeiten ist das O.K., aber sie hätte an mich denken müssen weil ich ihr Kind war und sie gebraucht hätte – denn ich MUSS und WILL den Tod meines Bruders verarbeiten, und wenn es erst jetzt, 14 Jahre später, ist. Und jetzt sind auch die körperlichen Symptome wieder da – der Dauerschnupfen, die Angst.

Kinder spüren sehr genau, was passiert und was los ist, sie wollen dann oft die Lücke füllen, die der Tod hinterlassen hat, sie fühlen sich verantwortlich, dafür zu sorgen das in der Familie alles so wird wie es war – sie versuchen, es ihren Eltern auf ihre Art leicht zu machen, indem sie z.B. die Hobbys der toten Geschwister ihren Eltern zuliebe übernehmen – das kenne ich. Es ist schlimm für mich, mich zu erinnern, unter was für einem Druck man dann steht – vielleicht fühlt man sich sogar für den Tod der Geschwister verantwortlich. Und wenn niemand diese Last von einem kleinen Kind nimmt, dann geht es ihm schlecht.

Das Thema Schuldgefühle ist für mich auch noch nicht abgeschlossen. Mein Bruder ist ertrunken, während meine Eltern am Strand lagen und lasen bzw. schliefen (also genau genommen ihre Aufsichtspflicht verletzten!) und wir beide am Wasser spielten. Ich war die erste, die sein Verschwinden bemerkte. Und das Schuldgefühl, dass ich nur eher hätte bemerken müssen, dass er weg ist, trage ich bis heute mit mir rum – weil meine Eltern nie zu IHRER Schuld (denn es ist ihre Schuld – nicht die ihrer damals sechsjährigen Tochter) gestanden haben und sie vertrauert haben, oder sie zumindest angenommen haben. Ich habe das Gefühl, meine Mutter macht insgeheim mich verantwortlich, auch wenn ich erst sechs war, dass ich nicht besser auf meinen kleinen Bruder aufgepasst habe. Wir haben nie darüber gesprochen. Diese

Schuldgefühle haben sie mir überlassen, aus eigener Feigheit und ich bin zugegebenermaßen entsetzt über die Feigheit meiner eigenen Eltern.
Meiner Erfahrung nach ist es nicht richtig zu sagen, das Kind wird schon wissen wie es trauern soll. Man darf kein Kind mit einem solchen Thema allein lassen, das kann es nicht allein bewältigen – und es müssen die Erwachsenen sein, die auf das Kind zugehen und es in den Arm nehmen, nicht umgedreht!
In diesem Sinne und in der Hoffnung dass es anderen kleinen verwaisten Geschwistern, die noch nicht die Möglichkeit haben in einem Forum zu schreiben, einmal besser ergeht als mir.

Denkt bitte nicht nur an eure toten Kinder, sondern vor allem auch an die Lebenden, denn die brauchen Euch mehr denn je!!

Wie anders liest sich der Wortbeitrag einer jungen Frau,[22] die für ihre verunglückte Schwester eine Internetseite erstellt hatte. Sie schrieb nachfolgende Zeilen über sie, die mit diesen Zeilen beispielhaft für die vielen Geschwisterkinder deren Schmerz über den Verlust zum Ausdruck brachte. Während des Lesens war im Hintergrund leise das Lied von Xavier Naidoo „Abschied nehmen“ wahrzunehmen.

Meine geliebte Schwester.

Wenn ihr die schönen Augen auf der Startseite oder das unbeschwerte und fröhliche Lachen des Mädchens auf dem Foto seht, werdet ihr euch vielleicht denken, dass das ein glückliches, hübsches Mädchen ist. Ja, das war sie mal, als sie noch hier bei uns auf der Erde lebte. Jetzt ist sie nicht mehr bei uns, schon seit über einem Jahr. Ein Jahr, das so unglaublich lang war, da wir sie die ganze Zeit über nicht knuddeln konnten, nicht mit ihr reden konnten und ihr Lachen

---

[22] Das Einverständnis für die Veröffentlichung dieses Beitrages liegt dem Verfasser dieses Buches vor.

nicht hören konnten, und doch war dieses Jahr so unglaublich kurz, da es doch oft so scheint, als ob sie uns erst gestern angelacht, mit uns gesprochen und sich, so verschmust wie sie war (und das im Alter von 20 Jahren), an uns gekuschelt hätte.
Erst mal zu realisieren, dass sie jetzt nicht mehr bei uns ist und auch nicht wieder kommen wird, fällt mir sehr, sehr schwer. Eigentlich kann ich es gar nicht. Ich denke mir so oft, dass sie auf einer langen Reise ist, irgendwann wieder zurückkommt und ich sie wieder umarmen und knuddeln kann. Wenn ich länger darüber nachdenke, merke ich, dass es nie mehr so sein wird, jedenfalls nicht in dieser Welt.
In solchen Momenten stelle ich mir dann die Frage, warum gerade sie??? Warum muss eine junge Frau, die ihr ganzes Leben noch vor sich hat, die noch nicht mal die Schule beendet hat (im Juni 2003 hätte sie ihr Fachabi in der Tasche gehabt, auf das sie so stolz gewesen wäre).
-Ich bin noch stolz auf dich und werde es immer sein!!!!!!!!-, die du so lebenslustig, so verschmust, so temperamentvoll, so voller Elan und Tatendrang warst, aber auch so nachdenklich, belesen und tiefgründig. Im Alter von nur 20 Jahren diese Welt verlassen???
Nicht „nur" diese Welt, sondern auch ihre Familie und Freunde, die sie sooo schrecklich vermissen und sich wünschten, dass das alles nie passiert wäre. Warum nur???
Das ist vielleicht die wichtigste Frage der Menschheit, die für immer unbeantwortet bleiben wird; nur unser eigener Tod wird sie uns vermutlich beantworten. Doch bis dahin müssen wir lernen, mit diesem schmerzlichen Verlust zu leben, mal schlechter, mal besser, immer die ewig unbeantwortete Frage „WARUM???" im Hinterkopf. Was geschehen ist?
Meine Schwester hatte am 28.03.2003 einen Unfall mit ihrem neuen Roller, vielmehr dem Roller ihres Freundes. Es geschah nicht weit weg von unserem Haus, und doch war sie ganz allein, in der schwersten Phase ihres kurzen Lebens.
Meine Mutter hat mich an diesem besagten Freitag um 19:30 Uhr angerufen, und mir völlig aufgelöst von einem Unfall erzählt, Ninas Unfall. Sie könne aber noch nichts Genaues sagen, und würde später anrufen. Als ich diese Nachricht

erhalten habe, habe ich nur noch gezittert und eine unsagbar große Angst verspürt. Ich habe mich sooo hilflos gefühlt, so allein. Zu der Zeit studierte ich noch in Österreich, weit weg von zu Hause, weit weg von meiner Schwester. Es ist schwer zu akzeptieren, seine eigene Schwester in ihren schwersten Stunden nicht begleiten zu können, einfach nicht bei ihr zu sein. In der Zeit von 19:30 Uhr bis 1:00 haben mich meine Eltern immer wieder angerufen, um mich über ihren Zustand zu informieren. Ich weiß noch, als ihre Chancen fünfzig zu fünfzig standen, und ich so sehr hoffte und gebetet habe (was ich sonst eher nicht tue), dass sie es schafft und dass ich sie bald besuchen werde und sie in meine Arme schließen kann, meine süße Kleine.
Ich hatte so sehr gehofft, mit einem Bild in meiner Hand, das ich immer wieder abküsste, in der Hoffnung, dass es eine Verbindung zwischen uns gibt., eine Verbindung, die ihr jetzt die Kraft geben würde, weiter zu leben, bei uns zu bleiben. In dieser Zeit war meine ältere Nachbarin bei mir, wofür ich ihr sehr, sehr dankbar bin. Die Stunden, die ich alleine in der Wohnung war, waren schier unerträglich.
Um 22:47 Uhr ist sie gestorben, ganz allein. An einem Leberriss, schwere innere Verletzungen.
Sogar um 22:47 Uhr habe ich noch diese Hoffnungen gehabt, immer mit ihrem Foto in den Händen. Die Zeit des Wartens und des Hoffens war am schlimmsten, immer zwischen Leben und Tod, und doch das Leben näher vor Augen. Sie war doch noch so jung, sie muss doch leben; sie ist doch meine Schwester, meine kleine Schwester, die ich doch brauche, immer brauche.
Gegen ein Uhr erhielt ich den alles entscheidenden Anruf meiner Mutter, ich weiß noch so genau, wie sie sagte: „Wir müssen jetzt stark sein. Sie ist verstorben.“ Diese Worte veränderten alles, nie mehr wird es so sein wie zuvor. Meine Gefühle in diesem Augenblick lassen sich eigentlich nicht in Worte fassen; es war der größte Schmerz, die größte Ohnmacht, die größte Hilflosigkeit, der größte Schock, den ich je erlebt habe. Mehr möchte ich hierzu auch nicht schreiben. Ich möchte nur meinem Freund danken, der sich sofort auf den weiten Weg gemacht hat und morgens bei mir

war. Das werde ich ihm wohl nie vergessen!!! Und meinem Papa, der mich in dieser Nacht so oft angerufen hat und mir das Gefühl gegeben hat, dass ich nicht allein bin, obwohl er selbst vor lauter Schmerz kaum reden konnte; war SIE doch so was wie seine „Lieblingstochter".
Eine ganz besondere Tochter für meine Eltern und eine ganz besondere Schwester für mich wird SIE immer bleiben. Warum durften wir nicht länger gemeinsam glücklich sein???

Wann ist ein Kind ein Kind?

Wir als betroffene Eltern beklagen uns manchmal darüber, dass der Tod unseres Kindes scheinbar bei den „Nichtbetroffenen“ keine allzu lange Beachtung findet und diese Menschen schon kurz danach zur Tagesordnung übergehen. Aber für uns, die Betroffenen, gibt es diese Tagesordnung nicht mehr. Immer wieder dachte ich darüber nach, wie ich anderen Menschen unser Kind wieder „zugänglich“ machen könnte obwohl sie tot ist.

Zu Hilfe kam mir dabei eine junge Frau, die ich eines Tages über das Internetforum kennen lernte. Neben diesem Forum gab es noch ein sog. Chat, in dem man sich, nach einer kurzen Anmeldung, per Texteingaben „unterhalten“ konnte. Ich würde unserer Tochter gerne eine Gedenkseite im Internet aufbauen, weiß aber nicht, wie ich es anfangen soll, hatte ich ihr geschrieben. Alles kein Problem, schrieb sie mir daraufhin zurück. Schau dir die Seite meines Kindes an und schreibe mir, wie die Gedenkseite aussehen soll. Sogleich teilte sie mir die Internetadresse ihres Kindes mit.

Das erste, was mir an dieser Seite besonders auffiel, war dieses Bild eines Säuglings, der scheinbar tief schlafend, auf dem Bauch liegend einen friedlichen Traum träumte. Und da waren die zwei fast übergroßen und bunten Schmetterlingsflügel, die sich am Rücken des Kindes befanden. Dieses Bild nahm fast das obere Drittel dieser Gedenkseite ein. Etwas unterhalb des Bildes war ein Datum eingegeben. Um genau zu sagen zwei Daten, aber sie waren vollkommen identisch. Das Kind war am gleichen Tag gestorben als es zur Welt kam. Später konnte ich nachlesen, dass das Kind in der 13. Schwangerschaftswoche geboren wurde und daher nicht lebensfähig war. Die Mutter hatte aber dieses Kind noch kurz angesehen, bevor es hinausgebracht wurde und sie beschrieb auf einer dieser Seiten ihre nun fortwährenden Gedanken und Gefühle[23]:

Weißt du, ich denke ständig nach, was wäre wenn du noch da wärst, aber jedes Mal, wenn ich daran denke, kommt es wieder hoch, das Wissen dass du nicht mehr da bist und auch nie wieder zurückkommen wirst...
Oft habe ich Tränen in den Augen, wenn ich die Gräber anderer Kinder sehe.....diese Kinder konnten zumindest beerdigt werden....zum einen ist das grauenhaft, zum Grab seines Kindes zu gehen, jedenfalls denke ich das, andererseits können diese Mütter und Väter sie wenigstens noch besuchen...ich kann es nicht....du bist irgendwo hingeschmissen worden, Klinikmüll oder so.....und der Gedanke daran, dass du wie etwas Wertloses weggeworfen wurdest, tut einfach weh...denn du bist nicht wertlos!!! Für mich bist du das Kostbarste was es gibt!

Wann ist ein Kind ein Kind? Diese Frage hatten wir uns auch schon vor dem Zeitpunkt stellen müssen, bevor unsere Tochter zur Welt kam. Zweimal schon hatte unser Wunsch, ein Kind zu bekommen einen herben Rückschlag erlitten. Immer wieder hatten wir uns danach „aufgerappelt" und uns durch aufwendig gestaltete Urlaubsreisen abgelenkt. Heute muss ich zugeben, dass wir dadurch sehr schnell darüber hinwegkamen, wiederholt ein Kind nicht bekommen zu haben.

Nicht sehr lange haben wir uns darüber Gedanken gemacht, wie diese Kinder mal hätten aussehen können und ob es ein Junge oder ein Mädchen gewesen wäre. Für uns war es „damals" der richtige Weg.
Aber es ist auch eine Freundschaft daran zerbrochen. Meine Frau war jedes Mal zur gleichen Zeit mit einer Freundin schwanger. Auch sie erlitt zum fast gleichen Zeitpunkt zwei

[23] Die Verfasserin dieses Beitrages ist mit der Veröffentlichung einverstanden.

Fehlgeburten. Als es sich abzeichnete, dass unser Kind diesmal wohlbehalten zur Welt kommen würde, musste diese Freundin sich einer Untersuchung in einer Klinik unterziehen. Dabei stellte es sich heraus, dass dieses Ungeborene bereits körperliche Schäden aufwies, dass nichts anderes übrig blieb, als unverzüglich die Schwangerschaft abzubrechen.

Diese Freundin hatte danach nie wieder versucht schwanger zu werden. Hinzu kam noch, dass sie beim Anblick unseres Kindes immerzu an „ihr Kind“ denken musste, dessen Aussehen über Ultraschall schon gut zu erkennen war. Immer, wenn dieses Freundespaar uns später besuchte, spürten wir die große Anspannung die sie ergriff, wenn sie sich mit unserem Kind beschäftigte. Irgendwann „schlief“ diese Freundschaft dann ein, weil sich keiner mehr unverkrampft verhielt.

Heute weiß ich, dass es keine Rolle spielt ob man sein Kind bereits wohlbehalten in den Händen halten konnte, oder es sich erst noch im Körper der Mutter entwickelt. Die Empfindungen und Bindungen sind so unterschiedlich wie es unterschiedliche Menschen gibt. Viele Mütter entwickeln schon vom frühesten Zeitpunkt an eine ganz persönliche und authentische Beziehung zu ihrem Kind. Die dann auch noch weiter bestehen bleibt, wenn das Kind niemals oder nur ganz kurzzeitig das Licht erblickt hat.

Eine Mutter[24] schilderte diese tiefe, persönliche Bindung und gegenseitige Verantwortung mit folgenden Worten:

Ich denke manchmal, dass mein Kind gegangen ist, weil es wusste, solange es noch lebt, hätte ich dieses Krankenhaus niemals verlassen, ich wäre dort geblieben wo es ist und dann sehr wahrscheinlich ebenfalls gestorben!
Sie ist mein Schutzengel!!!!!!!!!!!!!!!
Sie schrieb einmal an ihr verstorbenes Kind folgende Zeilen:

---

[24] Die Verfasserin dieses Beitrages ist mit der Veröffentlichung einverstanden.

Immer wenn ich bei Dir bin, möchte ich Dir soviel erzählen. Davon, wie sehr ich Dich lieb habe, wie sehr Du mir fehlst. Von meinen Sorgen, von meinen Ängsten, von meinen Wünschen.
Noch weiß ich nicht wo ich Dich suchen soll.
Auf dem Friedhof?
Ein Erdhügel, viele Blumen, ein Holzkreuz, auf dem Dein Name steht, den Du nie gehört hast.
Oder soll ich Dich bei uns zu Hause suchen?
Ein zu Hause, dass Du nie gesehen hast.
Wenn Du mich suchen würdest, würdest Du mich finden?
Weißt Du überhaupt wer ich bin?
Wir haben uns nie gesehen, immer nur gefühlt, reicht das?
Ich weiß noch genau, was es für ein Gefühl war Dich im Arm zu halten.
In Deinem viel zu großen rosa Kleidchen. Viel zu schnell musste ich Dich wieder hergeben und heute habe ich das Gefühl, dass ich nicht hätte weggehen dürfen.
Ich habe Dich in diesem kalten, leeren Raum einfach zurückgelassen. Kommt das nicht einem Verlassen gleich?
Ich habe Dich geboren und noch nicht mal das konnte ich richtig und hab' Dich dann einfach wildfremden Menschen überlassen.Ich weiß, dass diese Menschen lieb zu Dir waren, doch trotzdem hätte ich da sein müssen. Es wäre so wichtig gewesen.
Musst Du nicht das Gefühl haben, dass ich nichts von Dir wissen will, dass ich zu sehr mit mir selbst beschäftigt war, in einer Zeit, in der Du mich so sehr gebraucht hast?
Das Einzige, was mir ein bisschen hilft ist, dass wenigstens Dein Papa bei Dir war und ich hoffe Du hast gemerkt wenn er Dich gestreichelt hat.
Eines Tages werde ich Dich wieder sehen und dann werde ich all das, was ich so dringend wissen muss, erfahren.
Ich hoffe so sehr, dass Du mir nicht böse bist und dass es Dir dort, wo auch immer Du bist, gut geht, dass Du keine Schmerzen hast und alles um Dich herum hell und warm bleibt, bis ich komme und für Dich sorgen kann.

In unendlicher Liebe.

Die „Öffentlichkeit“.

Wie bereits erwähnt, wollte ich für unsere Tochter einen weiteren Platz schaffen, der es zukünftig ermöglichen würde, sie neben ihrem Grab noch jederzeit auf einer Gedenkseite im Internet besuchen zu können. Nun hatte diese junge Mutter nicht nur spontan ihre Hilfe angeboten, sondern sie gleich in die Tat umgesetzt. Zuvor hatte sie noch nach der Lieblingsfarbe, nach Texten und Fotos gefragt, die ich ihr gleich zukommen ließ. Wenige Minuten später prangte das Foto unseres Kindes auf der Internetseite, die nun zukünftig den interessierten Menschen Gelegenheit geben würde, Näheres über unser Kind zu erfahren und ihnen darüber hinaus die Aussicht bot, ihre Gedanken in Worte verfasst dort niederzuschreiben. Durch die anfängliche Mitwirkung dieser jungen Frau war es mir nun möglich, Vieles, was an Ideen oder Vorlagen bereits vorhanden war, in Wort und Bild öffentlich darzustellen. Es verging fast kein Tag, ohne dass nicht irgendwelche Änderungen und weitere Ergänzungen erfolgten. Natürlich geschah das nicht ohne emotionale Auswirkungen. Oftmals saß ich dann vor meiner Tastatur und sah nur, wie die Buchstaben scheinbar aneinander vorbeischwammen. Mit geradezu größter Verbissenheit „kniete“ ich mich in die Gestaltung der mehr und mehr umfassend werdenden Gedenkseite.

–Was sollten andere Menschen über sie erfahren? – Wie beschreibe ich den Weg zu ihrem Grab? –An welcher Stelle kommt die Predigt?– Welche Fotos sollten zu sehen sein?– Was ist mit dem Gedicht, das du für sie geschrieben hast?– Es wäre doch schön, wenn angezeigt würde, wie viele Besucher diese Seite gesehen haben?– Welche Wirkung hatte wohl diese Seite auf die Besucher?– Darf ich mit meinem verstorbenen Kind überhaupt so an die Öffentlichkeit?–

Wenn wir sie niemals mehr erwähnen, hieß das nicht auch, dass wir unser Kind verleugnen würden? Wir konnten einfacher weiterleben, wenn unser Kind immer noch „gegenwärtig“ war und wir sie, in welcher Form auch immer, besuchen konnten. Und wir wollten sie nicht einfach totschweigen. Es gibt einen Spruch bei uns im Zimmer der lautet:
"Erst wenn wir nicht mehr an Dich denken und von Dir erzählen, erst dann bist du wirklich gestorben."
Unsere Tochter Julia wird UNSTERBLICH sein........... solange wir leben.

Auf der Gedenkseite[25] einer jungen Frau, die mit ihrem Auto tödlich verunglückte, befand sich eines Tages folgender Gästebucheintrag eines Besuchers:
....
Ich beobachte diese Seite nun schon einige Zeit, und ich muss sagen, dass Sie ihnen wirklich gut gelungen ist.
Ich finde es immer wieder erstaunlich, dass man sich nach einer so langen Zeit immer noch so sehr an die verstorbenen (kümmert)klammert! Ich unterhielt mich schon mit Betroffenen. Ohne sie angreifen zu wollen, ist es ja schon ein regelrechter Wahn, dem sie verfallen!!!(sagen selbst Betroffene) So sehr wie sie sich um ihr verstorbenes Kind kümmern, wird ihr lebendes Kind sich vor Liebe und Fürsorge ja nicht mehr retten können. Es ist wirklich krankhaft, sein Leben nach den Toten zu richten, man lebt mit dem Schmerz, der wird immer da sein; ich weiß wovon ich rede. Wenn das ihre Art von Therapie ist, ist es wirklich besser, dass man sich bei einem Profi in die Hände gibt! Ihre Tochter findet es bestimmt nicht klasse, dass sie vermarktet wird, so wird sie ihren Frieden nicht finden!!! Das Leben findet nicht vor dem PC statt, sondern da draußen, denken Sie mal drüber nach.
alle guten Wünsche. (Anonym)

[25] Die Verfasserin dieses Beitrages ist mit der Veröffentlichung einverstanden.

Die Mutter dieser jungen Frau hatte dann folgendermaßen darauf geantwortet:
....

Da braucht niemand Bedenken haben, dass ich einem Wahn verfallen wäre... und bislang habe ich auch keinen Therapeuten benötigt. Gerade weil ich das Thema Tod offen bearbeite, geht es mir eigentlich - wenn man die Umstände betrachtet - recht gut. Sicher bist Du eine noch recht junge Person, die sich versucht, in andere hineinzuversetzen; das kann aber nur geringfügig gelingen. Denn erst, wer selbst ein Kind hat und erst recht diejenigen, die eins verlieren, können sich anmaßen, mir irgendwelche Ratschläge zu geben. Oder gar zu maßregeln.
Meine Tochter wird hier nicht "vermarktet", wie Du meinst, sondern mit Hilfe eines modernen Mediums wird die Erinnerung an sie lebendig erhalten und ihr dadurch ein Andenken bewahrt. Ich wünsche Dir noch sehr viel Lebenserfahrung, mehr Sensibilität für Betroffene wie mich und Reife, sowie das Rückrad, seinen Namen zu nennen.

Natürlich wäre es vielleicht für einzelne Personen besser, wenn man für immer in der Versenkung verschwinden würde. Die andere Möglichkeit aber war, wir helfen den anderen Menschen, uns besser zu verstehen und hoffen dabei, dass es mal besser gehen wird, aber nicht nur den anderen, sondern auch uns. Wenn ich in einem Forum lesen konnte, dass eine Mutter nach 13 Jahren immer noch so sehr um ihr Kind trauerte und sie darunter litt, dass ihr Kind bei anderen schon lange Zeit vergessen und abgehakt wurde, ahnte man die Dimensionen und Auswirkungen dieses traumatischen Ereignisses.

Bestimmt taucht beim Lesen dieses Kapitels die Frage auf, woher weiß der Verfasser dieses Buches soviel darüber zu schreiben, obwohl doch der Tod seines Kindes keine zwei Jahre her ist.

Das lässt sich ganz einfach erklären. Neben dem ständigen Zwiegespräch verstärkt sich der Bedarf nach Informationen und einem Gedankenaustausch mit Menschen, die das gleiche Schicksal teilen. Natürlich hatten die wenigsten Menschen vor dem eigenen Schicksalsschlag ein so großes Interesse an diesem Thema. Aber sie sind auch nicht danach gefragt worden ob sie es zu „ihrem" Thema machen wollen. In einem Zeitungsartikel, den ich für eine Tageszeitung einmal geschrieben hatte, ging ich auch auf diese Problematik etwas näher ein. Darin schrieb ich u.a.:

......denn eines verbindet diese Menschen, das gemeinsame Schicksal; der Tod ihres Kindes.
Viele Betroffene berichten darüber, dass der "Verlust" schon kurz nach dem Tod des Kindes im gesamten Freundes- und Bekanntenkreis kein Thema mehr wäre oder sich diese vormals wichtigen Menschen ganz zurückgezogen haben. Das "Ereignis" würde sogar innerhalb der eigenen Familie im wahrsten Sinne des Wortes "totgeschwiegen".
Weiter hieß es darin:

Verstehen könnte man es vielleicht noch, wenn es Menschen wären, die selbst keine Kinder oder Enkelkinder haben; aber sehr oft ist dies nicht der Fall. Im Gegenteil, das verstorbene Kind gehörte einst als fester Bestand zu diesem Personenkreis, war Freund oder Freundin, mit dem man seine Freizeit verbrachte oder gemeinsam zur Schule ging.

Es folgte in diesem Beitrag noch die Bitte, sich Zeit zu nehmen, wenn man die scheinbar lapidare Frage: *"Na, wie geht es euch?"* stellt. Jeder sollte aber vorher wissen, auf was er sich einlässt, wenn er oder sie diese Frage ernsthaft gestellt hat. Ausdrücklich wurde darin betont, dass man verwaiste Eltern auch einladen kann, ohne befürchten zu müssen, dass sie ständig in Tränen ausbrechen.

Dieser Zeitungsartikel hatte wohl eine unterschiedliche Wirkung auf die Leser. Menschen, die das Schicksal mit uns teilten, fanden darin ihre Empfindungen bestätigt. Das ging aus den zahlreichen Briefen hervor, die wir danach erhielten. Aber es hatten sich auch andere Menschen dazu gemeldet. Menschen die nicht wussten, wie sie denn mit „Betroffenen“ umgehen sollten. Einer davon forderte mich in vorsichtigen Worten auf, ich solle doch mal eine Regelung entwerfen wie sich denn "Nichtbetroffene" verhalten sollten. Auch kam mehrfach der Hinweis, dass ich ja früher bestimmt auch kein Interesse an diesem "Thema" gehabt hätte bevor unser Kind starb. Es sei eben auch nur eine Sache von Interessen, ob man sich dieses oder jenes Themas annehmen würde. Da kamen dann Vergleiche mit früheren Hobbys, die ja auch wechseln würden. Wenn ich nun ehrlich darauf geantwortet hätte, dass der Tod des eigenen Kindes sicherlich nicht damit vergleichbar wäre, hätte dies sicherlich nur eine Diskussion mit zunehmender Schärfe ausgelöst.

Natürlich hätte ich nicht Zeitlebens beim Tod eines Kindes mit den Eltern mit gelitten, auch wenn ich es vielleicht persönlich gekannt habe. Aber ich persönlich kannte auch keine vergleichbare Situation, höchstens aus der Presse oder dem TV. Aber nun befand ich mich wieder mal in der Verteidigungsposition, obwohl mein Kind tot ist. Sollte ich vielleicht noch die "Nichtbetroffenen" dafür bedauern, dass sie nicht so mitfühlen konnten wie wir es bräuchten? Jedenfalls entstand durch diesen Brief der Eindruck, dass der Tod des eigenen Kindes eben eine Sache einer "Interessengemeinschaft" sei, zu der man dann zwangsläufig gehörte, wenn das eigene Kind gestorben war.
Mir wurde mit der Zeit aber auch deutlich, in welcher „Misere“ jene Menschen steckten, die uns als verwaiste Eltern helfen wollten, aber einfach nicht wussten wie.
Abgesehen davon, dass jeder Mensch anders trauert, verstand auch jeder etwas anderes unter Anteilnahme, Mitgefühl und aktiver Hilfe. Sicherlich gehört die aktive Anteilnahme dazu. Da reicht oft die körperliche Gegenwart und ein vorurteilsfreies Zuhören. Es sollte dem Trauernden auch erlaubt sein, seine Gefühle zum Ausdruck bringen zu können, ohne Angst haben zu müssen, deswegen kritisiert zu werden.

Auch sollte vermieden werden, Ratschläge zu geben oder zu sagen: *„Ich weiß genau wie du dich fühlst.“*

Kein Mensch weiß wie es sich anfühlt wenn das Kind gestorben ist, wenn er nicht schon selbst den Verlust eines Kindes zu beklagen hatte. Einmal hatten uns Freunde sechs Monate nach dem Tod unseres Kindes gesagt: *„Wir haben das Gefühl, dass es mit euch wieder schlimmer geworden ist“,* als wir mal bei einem Gespräch unsere Tränen nicht unterdrücken konnten.

Die Trauer um ein Kind hat sicherlich eine ganz andere Dimension als der Verlust eines Menschen, der in Würde gealtert ist und der ein langes Leben hinter sich gelassen hat. Ein objektiver Vergleich lässt sich sicherlich nicht anstellen und messen.

Aber es gibt eine Aussage, die vielleicht helfen könnte es ein wenig besser zu verstehen, und darin heißt es:

„Wenn ein Elternteil stirbt, stirbt deine Vergangenheit, stirbt ein Partner, geht er dir von der Seite, stirbt aber dein Kind, so stirbt auch deine Zukunft“

Uns von der Vergangenheit zu verabschieden, hatten wir ja ein Leben lang gelernt. Dass Partner sich freiwillig trennen, ist in der heutigen Zeit sicherlich nicht mehr so ungewöhnlich, denn jede dritte geschlossene Ehe wird wieder getrennt. Aber sich zeitlebens von seinem Kind zu trennen, dafür fehlte uns einfach die Vorstellungskraft, es ist im wahrsten Sinne des Wortes einfach unbegreiflich.
Natürlich bedeutet der Verlust eines geliebten Menschen immer eine radikale Lebensveränderung, die für jeden einzelnen oft harte Einschnitte nach sich zieht. Aber was hätte eine Mutter, deren Kind gerade gestorben ist darauf antworten sollen, als jemand zu ihr sagte: *„Ja ich weiß wie Sie sich jetzt fühlen, mein Opa ist auch vor sechs Monaten gestorben“*?

Mit dieser „Anteilnahme“ hatte diese Person sicherlich nicht der Mutter helfen können. In meinem näheren Umfeld hatte ich eine ähnliche Erfahrung machen müssen.
Ich wusste von einem Ehepaar, dass schon über 40 Jahre verheiratet war und sich nicht mehr allzu viel zu sagen hatte. Jeder lebte inzwischen sein eigenes Leben, nur die gemeinsame Wohnung und der Garten hielt sie zusammen. Eines Tages wurde der Mann bewusstlos und fiel von seinem Fahrrad. Vier Tage später verstarb er im Krankenhaus. An der folgenden Beerdigung hatten wir noch gemeinsam, d.h. mit unserer Tochter teilgenommen.

Wenige Monate später starb unser Kind. Danach rief diese Frau in den folgenden Wochen mehrfach an, um uns in einem Satz ihr Bedauern über den Tod unseres Kindes auszudrücken. Danach folgten aber minutenlange und tränenreiche Erzählungen über den schrecklichen Verlust ihres Mannes. Jeder „Grauhaarige“, dem sie begegnete, würde sie an ihn erinnern und sie würde ihn unendlich vermissen. Warum, so muss ich mich wirklich fragen, haben sie sich dann in den letzten Jahren nichts mehr zu sagen gehabt? Warum haben sie sich nur noch gestritten? Ich habe mich schon früher gefragt, warum sich meine Mutter nicht von meinem Vater getrennt hatte, obwohl nicht nur sie, sondern auch die eigenen Kinder unter seiner Gewalt leiden mussten. Als er dann Jahrzehnte später starb, weinte ich bei der Beerdigung keine einzige Träne an seinem Grab. Aber schon in den folgen Wochen und Monaten wurde dieser Mann immer mehr zu einem „Heiligen“ gemacht, der nun, wenn man den Erzählungen meiner Mutter glauben schenken durfte, ein große Lücke hinterlassen hatte.

Fast jeder Erwachsene hatte schon seine eigenen Erfahrungen damit gemacht, einen Menschen, den er persönlich kannte, zu Grabe zu tragen. Aber reichten diese Erkenntnisse wirklich aus sich eine Vorstellung darüber zu machen, um genau zu wissen, was die Mutter, der Vater oder das Geschwisterkind bei dem Tod eines Kindes durchmachten? Die wenigsten Menschen geben es gerne zu, wenn sie mal etwas nicht wissen. Irgendetwas kann man doch immer hinzufügen oder bemerken.

Vielleicht sollten sich aber „Nichtbetroffene“ einfach mal von diesem Druck lösen, sich immer auszukennen oder über alles gut informiert sein zu müssen. Dieses Mal sind leise Gesten und stilles Beobachten gefragt und nicht wortreiche Erläuterungen und gedankenloser Aktionismus.
Wie aber gehen besonders nahe stehende Menschen mit der neuen Situation um? Oft hört man, dass viele Freunde und Bekannte nach dem Tod des Kindes sich zurückgezogen hätten. Sicherlich häufig aus einer großen Unsicherheit heraus. Schließlich wurden auch sie von heute auf morgen in eine Situation katapultiert, auf die sie ebenfalls niemand vorbereitet hatte. Auch sie befinden sich plötzlich mitten drin – und fühlen sich "ausgeliefert". Vielleicht bekommen sie selber mit wie die anderen Freunde sich zum Teil zurückziehen oder einfach nicht mehr über dieses Thema reden möchten.
Da fehlt plötzlich "eine Anleitung, mit Trauernden umzugehen". Schließlich gibt es doch für alles und jedes Ratgeber, Hinweise, Gebrauchsanweisungen...und es stellt sich die Frage: „Was soll ich denn jetzt überhaupt mit ihnen anfangen wo ich genau sehe wie schlecht es ihnen geht?“ Vielleicht könnte man auch mal eben nachsehen, ob es ihnen einigermaßen geht?
Sicherlich ist es nicht leicht für „Außenstehende“ mit Trauernden umzugehen, zumal diese in einer eigenen Welt zu leben scheinen. Die Sorge nicht zu verletzen und eine zu hohe Erwartungshaltung werden befürchtet. Aber kein „Betroffener“ erwartet, dass jemand sein Leben deswegen ändert obwohl das eigene völlig aus Bahn geraten ist. Auch nicht, das ihnen jemand die Verantwortung oder die Gestaltung des „neuen“ Lebens abnimmt.
Tod ist ein Thema, das bisher nur am Rand unseres Lebens stand. Nun ist der Tod so allgegenwärtig geworden und manche haben Angst davor! Der Tod von alten Menschen ist natürlich, wenn auch traurig. Der Tod von Kindern und jungen Erwachsenen bringt anscheinend die eigene Vergänglichkeit sehr nah.

Gibt es noch einen Geburtstag zu feiern?

Der erste Geburtstag ohne unser Kind rückte immer näher. Wie würden wir diesen Tag erleben? Würden andere Menschen, die unsere Tochter gekannt haben, überhaupt noch an ihren Geburtstag denken, oder war dieses „Thema“ für sie bereits abgeschlossen, sozusagen ad acta gelegt? Durch das Internetforum hatte ich bereits mitbekommen, wie unterschiedlich jeder einzelne diesen, für unser Kind ganz wichtigen Tag, erlebte bzw. beging. Manchmal wurde ich gefragt, welcher Tag wohl der „Schlimmste“ sein würde, der Todestag oder der Geburtstag? Ich hatte immer gesagt, dass der Todestag täglich stattfinden würde, der Geburtstag aber ursprünglich ein Freudentag für das Kind bedeutete. Dieses bedeute wiederum, dass viele Erinnerungen „hochkamen“, die unser Kind lebendig werden ließen. Wenn ich mich diesen süßen Erinnerungen einfach hingab, konnte es passieren, dass meine Stimmung spätestens dann umschlug, als die grausame Realität wieder gegenwärtig wurde. Nein, dass hatte ich schon oft genug am eigenen Leibe gespürt, Erinnerungen konnten mir nicht helfen, so schön sie auch sein mochten. Schon am Tag zuvor hatten uns Menschen geschrieben und uns für den folgenden Tag viel Kraft gewünscht.

*

Hallo Ihr Lieben,
ich wünsche euch für den morgigen Tag ganz viel Kraft und liebe Menschen an eurer Seite, die für euch da sind. Liebe Julia, Dir wünsche ich eine Supermegaparty im Kreis all unserer Sternenkinder. Lass Deine Eltern spüren, dass es Dir gut geht.
Euch wünsche ich die Kraft, heute auch mit einem Lächeln an eure Julia denken zu können. Für Julia brennt heute eine Kerze bei uns.
Ich schicke euch ein großes Kraftpaket und ein dickes Bündel wärmender Sonnenstrahlen und liebe Grüße.

*

Liebe Eltern von Julia,
nun ist er fast da, der Tag...ich hoffe, Ihr werdet ihn einigermaßen überstehen und neben sicher vielen Tränen auch mal ein Lächeln in den Augen bei dem Gedanken an eure Tochter haben.
Meine Gedanken werden morgen oft bei euch sein, steht er mir doch übermorgen bevor, der erste Geburtstag ohne meinen kleinen Sohn... Gab es in der Zwischenzeit Zeiten, da ging es mir ganz gut, da konnte ich auch mal lachen ohne ein schlechtes Gewissen zu haben, so versinke ich immer mehr im Tal der Tränen, je näher dieser Tag rückt...die Sehnsucht nach diesem fröhlichen, tapferen und lebenslustigen Kind wird immer größer, entsprechend wächst meine Wut und mein Zorn, dass er seinen so bewundernswert geführten Kampf gegen diese heimtückische Krankheit nicht gewinnen durfte...
Auch für eure Tochter brennt heute Abend ein Licht bei uns.
Ich schicke euch liebe Grüße und ein großes Kraftpaket.
*

Schon früh am morgen sind wir am folgenden Tag zum Friedhof gegangen, um das Grab zu schmücken. Dazu hatten wir eine größere Anzahl Teelichter mitgenommen, um damit eine **10** zu gestalten, das eigentliche Alter unseres Kindes. Wie lange hatte sie sich schon auf diesen Tag gefreut. Schon ein Jahr vorher hatte sie eine Namensliste erstellt wen sie gerne dazu einladen würde. Schließlich war in ihren Augen der 10. Geburtstag etwas ganz Besonderes. Sicherlich hätte niemand von uns je daran gedacht, dass sie, an diesem für sie besonderen Tag, bereits beerdigt sein würde. Und die Gäste, die nun nach und nach kamen, brauchten keine Einladung. Sie kamen nicht bunt, laut, verkleidet und fröhlich lachend daher. Eher ruhig und gefasst, manchmal leise schluchzend oder still an ihrem Grab verharrend. Es gab keine in buntes Geschenkpapier verpackten Überraschungen. Stattdessen hielten sie Blumen und Kerzen in ihren Händen und manchmal ein selbst gemaltes Bild mit traurigem Text darunter. Nach und nach füllte sich die Grabesfläche mit den Dingen, die jeder einzelne als stillen und ganz persönlichen Gruß mitgebracht hatte. –Würde sie das alles sehen können?

Wenn sie es denn sieht, wird sie sich dann darüber freuen oder wäre sie auch traurig, genauso traurig wie wir es waren? – Würde sie wirklich jetzt eine „Supermegaparty im Kreis all unserer Sternenkinder“ feiern, wie es uns eine Mutter beschrieben hatte, die selbst den Tod ihres Kindes beklagte?–

„Lass Deine Eltern spüren, dass es Dir gut geht.“ hatte sie noch geschrieben. Wie aber und wodurch würden wir das spüren? Musste ich nicht erst an ein Leben „Danach“ glauben, um überhaupt etwas zu spüren? Mir war inzwischen bewusst, dass viele Menschen ohne diesen Glauben zerbrechen würden. Ihrem Kind niemals mehr zu begegnen; damit konnten und wollten sich die Wenigsten mit abfinden. Der Glaube ermöglichte es ihnen, weiterhin den Kontakt zu ihrem Kind aufrechtzuerhalten. Oft hatte ich Beiträge lesen können, die sich ausschließlich an das verstorbene Kind richteten. Mit der gleichen Liebe und Fürsorge, die sie dem lebenden Kind einst zukommen ließen, wendeten sich die Mütter, Väter oder Geschwister nun an das verstorbene Kind. Hin und wieder wurde darin auch um ein Zeichen gebeten, um zu wissen, ob es dem geliebten Sternenkind auch gut gehen würde. Ich hatte anfänglich so meine Probleme mit dieser Art von Gegenwärtigkeit. Der Grund lag auch darin, dass wir nicht wollten, dass unser Kind sieht wie wir leiden und täglich um sie weinten.

Trotzdem ereignete sich wenige Wochen später etwas, das mich schon nachdenklich werden ließ.
Ich hatte an ihrem Todestag nachmittags einige Bilder vom Gedenkgottesdienst und von ihrem Grab in ein neues Internet-Album hochgeladen. Es wurden auch 10 Bilder als hochgeladen angezeigt. Als ich mir diese Bilder anschauen wollte, waren es aber nur zwei......aber keines davon war von mir. Ein Bild zeigte ein mir unbekanntes Kind, das sich einen Kühllappen am Kopf hielt...darunter stand der Text *„Schmerz1.jpg...“* Das zweite Bild zeigte ein Metall-schränkchen mit vielen kleinen und bunten Magnetknöpfen...zu einem Herz angeordnet...rechts daneben eine rosafarbene Diddlmaus.

Unsere Tochter liebte es im übrigen, einen Kühllappen mit ins Bett zu nehmen und sie starb an einer Herzmuskelentzündung, die ihr Herz plötzlich stehen ließ und sie liebte ihre rosa Diddlmaus sehr.

Mein Verstand sagte mir, da wurden zufällig zwei fremde Bilder in dein Album geladen, also ein technischer Fehler, den man nur zu reklamieren brauchte. Mein Gefühl sagte mir aber, wieso ausgerechnet diese beiden Fotos, es hätte doch auch das "Brandenburger Tor" oder ein "Würstchenstand" sein können.
Aus diesem Grund habe ich diese Bilder im Album belassen und nicht einfach gelöscht.

Beim Lesen im Internet fand ich einmal den Brief einer Mutter,[26] die den Tod ihres Sohnes zu beklagen hatte. Zuerst beschrieb sie darin den alltäglichen Stress, den sie beruflich aushalten müsste und dem sie seit dem Tod ihres geliebten Sohnes nicht mehr gewachsen zu sein schien. Dann schilderte sie eine Begebenheit, die zum Nachdenken Anlass gibt. Sie schrieb:

....

Auch ich habe am Grab geheult und immer nur gesagt, dass ich ihn wiederhaben will. Ich habe ihn doch nicht großgezogen, dass er mir dann weggenommen wird. Dann hatte mein Mann einen Anruf von seiner Schwester an seinem 1.Todestag. Normalerweise redet sie nicht von unseren Sohn und versucht meinen Mann etwas abzulenken. Sie ist morgens aufgestanden und hatte das dringende Bedürfnis bei uns anzurufen. Wir waren aber am Grab und als wir heimkamen war sie am Telefon. Mein Mann redete so merkwürdig ruhig und sagte immer nur ja - ja - ja. Ich bin dann hinaus gegangen und er kam etwas später nach und erzählte mir unter vielen Tränen, dass sich die Stimmer seiner Schwester verändert hatte und eine andere Stimme, aber nicht die von unserem Sohn, auf englisch gesagt hatte: „Papa ich muss

---

[26] Das Einverständnis für die Veröffentlichung dieser Zeilen liegt dem Verfasser dieses Buches vor.

gehen - verstehst du mich - ich muss gehen. Du musst mich gehen lassen. Sag der Mami, sie soll nicht so viel weinen."
Die Schwester sagte nur noch kurz, dass sie arg Kopfschmerzen hätte und wieder anrufen würde. Wir waren natürlich fix und fertig. Sicher, man kann das in Frage stellen, aber die Schwester von meinem Mann wusste nicht, wie unser Sohn uns anredet. Ich habe lange und viel darüber nachgedacht und glaube heute ganz fest daran, dass unser Sohn an diesem Anruf beteiligt war.

So weit der Briefauszug dieser Mutter. Eine andere Mutter[27] schilderte nachfolgende Begebenheit:
....
Wenige Wochen nachdem unser Kind gestorben war, lag ich wieder einmal nachts im Bett und konnte nicht schlafen. Auf einmal hatte ich ein Rauschen in meinen Ohren, es war als ob irgendeine Energie in mir hochfährt. Dieses Rauschen kam aus dem Innern meines Kopfes bzw. meiner Ohren. Nach einer kurzen Zeit spürte ich ganz deutlich, dass eine sehr angenehme Wärme, angefangen an meinen Zehenspitzen, durch meinen ganzen Körper hindurch bis zu meinem Scheitel durch mich hindurch fuhr. Es war, als ob diese "Wärme" über mir war und dann in meinen Körper eindrang. Und das alles, obwohl ich zugedeckt war. Dieses Gefühl war so wunderschön und ich hatte keinerlei Angst dabei. Während dies alles geschah, meinte ich zu hören, dass der Deckel der Wäschetonne in unserem Schlafzimmer klapperte. Am nächsten Morgen kam es mir in den Sinn, den Deckel der Wäschetonne einfach einmal hochzuheben, denn eigentlich konnte ja nichts anderes als Schmutzwäsche drinnen sein. Ich staunte nicht schlecht, als dort die Leuchtpuppe lag, die die kleine Schwester unserer verstorbenen Tochter am Tag zuvor im ganzen Haus gesucht hatte.
Ich bin mir 100%ig sicher, dass es unsere geliebte Tochter war, die mich da nachts noch einmal besucht hat und sich so

[27] Das Einverständnis für die Veröffentlichung dieser Zeilen liegt dem Verfasser dieses Buches vor.

noch einmal von mir verabschiedet hat. Die Leuchtpuppe ihrer kleinen Schwester hätte ich nie in unserer Wäschetonne vermutet. Ich hätte den Deckel auch nicht hochgehoben um nur einmal reinzuschauen, sondern erst wenn ich wieder die Schmutzwäsche entnommen hätte. Für mich ist das wieder eine Bestätigung für das was ich eh schon ganz lange glaube. Es gibt ein Weiterleben nach dem Tod, eben nur in anderer Form.

Viele Menschen glaubten an ein Zeichen ihres verstorbenen Kindes und hofften täglich darauf ein solches zu erhalten. Oftmals reichte es, wenn sich nach einem Friedhofsbesuch plötzlich ein bunter Regenbogen am Himmel zeigte, um dies als Geste seines verstorbenen Kindes zu deuten.
Auch der Weg zu einem Medium, das die Fähigkeit anbot, mit dem Jenseits eine Verbindung aufnehmen zu können, gab einigen Menschen Anlass zur Hoffnung, noch einmal mit dem Liebsten, das man verloren hatte, Kontakt aufzunehmen.

Ich habe großes Verständnis für diese Art der Versuchung und Zuversicht, spiegelt sich doch in dieser Handlung die große Verzweiflung wider, die eine Mutter, ein Vater oder die Schwester oder der Bruder aushalten, aushalten müssen. Wenn das „neue“ Leben dadurch ein wenig lebensfähiger und ertragbarer werden sollte, ist jede Art von Handlung und Deutung verständlich und nachvollziehbar.

Jeder, der darüber lächelt, sollte sich fragen, welche aktive Anteilnahme er den Menschen in seinem näheren Umfeld persönlich zukommen lässt, denen das gleiche Schicksal widerfahren ist. Da reichen dann in den meisten Fällen bloß ein Schulterzucken und der Hinweis nicht zu wissen, ob eine angebotene Hilfe überhaupt angenommen wird.

❅ Eine Reise zu den Sternen. ❅

Wenige Tage nach dem Geburtstag unserer Tochter traten wir, wenn auch mit etwas gemischten Gefühlen, die schon längere Zeit geplante Schiffsreise an. Schon mehrfach hatten wir davon gehört, dass Eltern, die zum ersten Mal ohne ihr Kind in den Urlaub gefahren waren, diesen nach wenigen Tagen wieder abgebrochen hatten. Oder, wenn dies nicht möglich war, den Urlaub durchstanden, ohne jedoch nur einen Moment der Erholung oder Entspannung zu spüren. Auch waren Eltern an den Ort gereist, an dem einst ihr Kind gestorben war. Dies konnten wir uns einfach nicht vorstellen, deshalb hatten wir uns auch für eine Schiffsreise entschieden, also etwas, was wir noch niemals zuvor gemacht hatten. Viele beneideten uns um dieses bevorstehende Erlebnis, aber ich bin davon überzeugt, dass niemand wirklich mit uns tauschen wollte.
Besonders jene Menschen nicht, die ihre Kinder noch bei sich wussten. Wir hatten uns vorgestellt, dass es eine stille Reise sein würde, obwohl es sich bei diesem Kreuzfahrtschiff um ein sog. Clubschiff handelte. Natürlich wollten die meisten Gäste unterhalten und animiert werden. Aber die gigantische Größe des Schiffes ließ es zu, dass wir uns auch mal zurückziehen konnten, wenn es uns zu laut und heftig wurde.
Die Reiseroute ging Richtung Norden und eines der Reiseziele war das Nordkap.

–Hieß es nicht, dass man am Nordkap dem Himmel besonders nahe kommt? –

Auf dieser Reise hatten wir neben den üblichen Utensilien auch noch zwei kleine Kieselsteine dabei, die unsere Tochter einst gesammelt und bemalt hatte. Des Weiteren hatten wir eine kleine Auswahl von Fotos mitgenommen, auf denen einige Kinder und Jugendliche unterschiedlichsten Alters zu sehen waren. Diese Kinder zählten ebenfalls zu den Sternenkindern. Zu jedem Gesicht konnte ich eine ganz persönliche Geschichte erzählen. Ein Bild zeigte dieses

Schmetterlingskind, dessen Mutter darunter litt, dass ihr Kind kein eigenes Grab bekommen hatte. Für mich stand schon sehr früh fest, dass ich ihr ein wenig helfen wollte auf der Suche nach einem Platz für ihr Kind. Als wir nach einer mehrtägigen Fahrt gegen Abend am Nordkap eintrafen, waren auf Grund der Mittsommernacht keine Sterne am Himmel zu sehen. Im Gegenteil, wir liefen bei strahlender Sonne in den Hafen ein, um dort bei ruhiger See anzulegen.

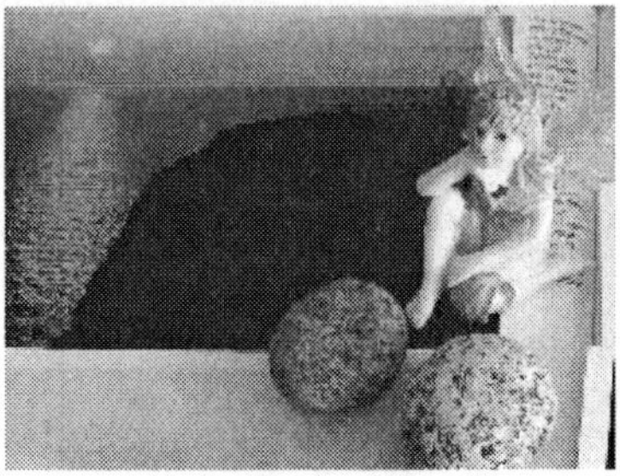

Am Nordkap, in Gedenken der Sternenkinder.

Mit einem Bus ging es Richtung Nordkapspitze, vorbei an einigen Rentierherden, durch bizarre aber auch traumhafte Landschaften. Zuerst einige Erinnerungsfotos an dem äußersten Punkt Europas, machten wir uns anschließend auf die Suche nach einer geeigneten Stelle für „das Sternenkinder-Grab“, um diese Stelle ggf. auch irgendwann wieder finden zu können. Schon auf dem Schiff hatte ich mir dazu die genauen Positionskoordinaten aufgeschrieben, an der wir uns nun befanden.
Nordkap- Norwegen
71°, 09:14 ′N ----- 025°,52:27′ E
Datum 24.06.04 21:30 Uhr
Entfernung bis nach Kiel ca. 3.000 km

Mehrere größere Steine bildeten eine angedeutete Nische, in die wir die beiden mitgebrachten Steine legten und einige Fotos von Sternenkindern rund herum noch dazu. Eine kleine

Engelsfigur kam obendrein hinzu, bevor ich abschließend einige Fotos[28] von dieser Szene machte.
Zum Gedenken an all jene Sternenkinder, die nicht über ein eigenes Grab verfügten, wurde anschließend dann das Bild von Lucy-May, wie die Mutter ihr Kind nannte, zusammen mit einem Bild unseres Kindes in Blickrichtung Nordpol unter einem großen Stein versteckt. Auf einer Luftaufnahme vom Nordkap, lässt sich nun immer die genaue Lage ausmachen.

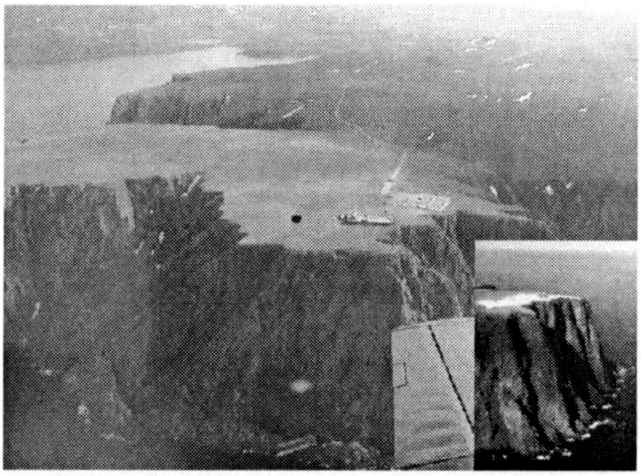

An exponierter Stelle legten wir die mitgebrachten Steine hin. Nicht ohne sie gegen zwei andere auszutauschen die wir mitnahmen.

Obwohl ich mir zuvor feste vorgenommen hatte nicht zu weinen, wurde danach aus dem Nordkap doch noch ein Kap der Tränen.

Es dauerte dann schon eine Weile, bis ich mich wieder in den Griff bekam. Als wir dann mit dem Bus das Kap wieder verließen, war es einfach nicht mehr der gleiche Ort wie zuvor, als wir dort ankamen. Unterwegs begegneten wir einigen Rentieren und sofort musste ich daran denken, dass unsere Tochter den Film von Rudi dem Rentier mit der roten Nase so gerne gemocht hatte. Und da waren sie wieder...die Tränen des unendlichen Schmerzes.

[28] Zu sehen unter **www.julia-todtenhausen.de** unter Nordkap.

„Wenn du einmal gestorben bist
und dein Körper ....
sich in tausend Sterne verwandelt,
wird jeder der in die Nacht schaut,
sich in den Himmel verlieben."

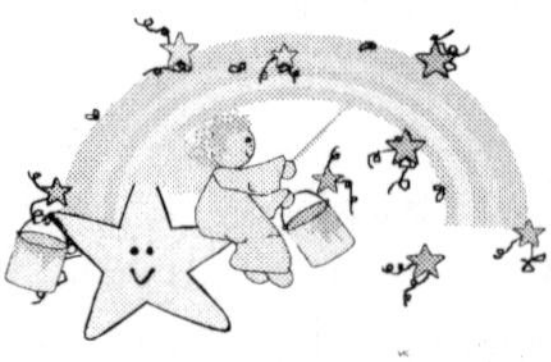

Auch wenn sich am Himmel auf Grund der Mittsommernacht keine Sterne zeigten, wussten wir doch, dass diese da waren und schon wenige Monate später, ausschließlich und für eine lange Zeit, diesen besonderen Platz beleuchten würden.

Die Fotos der anderen Sternenkinder schob ich dann einen Tag später in eine Flasche und gab diese anschließend ins offene Meer. Vielleicht würde sie ja mal von einem Menschen gefunden, der diese Botschaft deuten konnte. Vorsorglich hatte ich eine Internetadresse beigefügt, an die man schreiben konnte, um den Fund zu melden.

Nicht umsonst heißt es ja WORLD WITE WEB und es soll ja schon Eskimos geben, die einen Internetzugang besitzen.

Der denkbare Weg,...... ein Ziel.

Mit gewisser Erleichterung hatte die Psychologin, die wir weiterhin einmal in der Woche aufsuchten, wohl unsere „Entwicklung“ verfolgt. Durch ihre Denkanstöße und neutrale Sichtweise hatte sie uns immer wieder neu dahingehend motiviert, mit den einzelnen Menschen ungezwungener umgehen zu können. Deren unbedachte Äußerungen nahmen wir uns nicht mehr ganz so zu Herzen wie am Anfang, und wenn uns jemand ausgesprochen fröhlich daherkam, begegneten wir ihm mit einer, wenn auch aufgesetzten, Fröhlichkeit.

Die Themenschwerpunkte hatten sich in der Zwischenzeit etwas verlagert. Wir sprachen mit unserer Psychologin weniger über unser Kind, sondern mehr über solche Begebenheiten, die uns in der Gegenwart beschäftigten oder die wir in der Zukunft erwarteten. *„Sie sollten mal ein Buch darüber schreiben, wie es ihnen nach dem Tod ihres Kindes ergangen ist“,* hatte sie einmal während einer Besprechung zu mir gesagt. *„Für wen soll ich ein Buch schreiben, die Bücher, die ich bereits geschrieben habe, waren für unsere Tochter bestimmt, und sie ist nun tot“,* erwiderte ich ihr daraufhin resignierend.

„Für die Mütter und Väter, die mit ihnen das Schicksal teilen“, entgegnete sie.
„Aber auch für die Menschen die kein Kind verloren haben, damit sie erfahren was das bedeutet“, bekräftigte sie und sah mich ermutigend an, während sie damit bemüht war, mit zwei Fingern ihre langen dunklen Haare hinter ihre Ohren zu streifen.

–„Noch so eine Motivationsstrategie“, dachte ich bei mir, *“ob sie sich bewusst war, dass ich sie längst durchschaut hatte?“–*

„Ich meine das wirklich ernst, denn sie hätten damit die Möglichkeit als Moderator zwischen „Betroffenen" und „Nichtbetroffenen" zu fungieren", sagte sie, so als ob sie meine Gedanken hätte lesen können.
–Natürlich wollte sie mir ein Ziel vorgeben, weil sie inzwischen gemerkt hatte, dass ich ein einmal ins Auge gefasste Ziel nicht so schnell aufgeben würde. – Aber was ist, wenn sie recht hatte?– Immerhin hatte sie schon oft betont, welch großer Unterschied zu einigen ihrer Patienten bestünde, was Artikulation und Rhetorik betraf.–

„Ich werde darüber nachdenken", hatte ich ihr damals geantwortet: *„Denn an diesem Wochenende fahren wir zu einem Kennenlerntreffen von verwaisten Eltern",* sagte ich ihr beim Hinausgehen.

Wenn ich richtig informiert war, erhielten Verlage immer wieder Anfragen, ob es Literatur zu dem Themengebiet „Männer und Trauer" geben würde. Den Leser würde es interessieren, wie Väter ihre ganz persönliche Trauer erleben und ob sie als Männer auch weinen „dürften". Was würde ihnen helfen, wenn sie sich schlecht fühlten? Wie wirkt sich ihre Trauer aus und mit welchen Ausdrucksformen äußern sie sich? Gibt es für sie andere Anlässe und Gelegenheiten als die der trauernden Mütter?
Mit welchen Fragen beschäftigen sich Väter, die ebenfalls mit der unvorstellbaren Tatsache leben müssen, dass ihr Kind gestorben ist? Und auch Frauen fragten nach entsprechender Literatur, die ihnen helfen sollte, ihre Männer in der Trauer besser zu verstehen.

Ich würde sicherlich gerne meinen Beitrag dazu leisten, um damit vielleicht auf die eine oder andere Art und Weise eine dieser Fragen zu beantworten. Und ein Buch zu schreiben, aus der Sicht eines Vaters, der die Zeit nach dem Tod seines Kindes schilderte, wäre eine große und sicherlich ganz neue Aufgabe.

Fremde Menschen und doch so vertraut.

Über das Internet hatten wir schon viele Menschen „kennen gelernt“ die ebenfalls wie wir den Tod ihres Kindes verkraften mussten, obwohl diese Kraft in vielen Fällen einfach nicht vorhanden war. Durch den gegenseitigen Schriftverkehr wurde es mit der Zeit möglich, „jene Mutter“ oder „jenen Vater“ mit den einzelnen Kindern und deren Schicksalen zuzuordnen. Es entwickelte sich dadurch ein nahezu „familiäres Verhältnis“. Sicherlich war dies auch für manchen ein gewisser Ersatz für eine fehlende Familienstruktur.
Eine Mutter,[29] die selber ihre zwei Kinder durch einen Unglücksfall verloren hatte, beschrieb dies so:
„......Und dieses Forum ist nicht dazu da, ständig Stärke zu zeigen oder vielfach auch nur zu spielen, sondern gerade dazu, sich ganz echt, ganz authentisch zu geben - schließlich wissen alle hier, wie es sich anfühlt, wenn einem der Boden unter den Füßen weggezogen und das Herz aus dem Leib gerissen wird.
Also: Lass Dich fallen - in unsere Arme!“

Das soll nicht heißen, dass es keine Familie gab, die hatte wohl jeder. Aber oft kam es ganz deutlich zum Ausdruck, dass die eigene Familie kein Verständnis mehr hatte für die trauernde Mutter oder den Vater. Oft hieß es dann nur: *„Nun muss es aber gut sein mit der Trauer, schließlich geht das Leben weiter“*, oder: *„ Ihr seid außerdem jung genug, um noch genug Kinder zu bekommen.“* Auch wurde das Thema innerhalb der eigenen Familie wortwörtlich totgeschwiegen, so als ob es das Kind niemals gegeben hätte. Na ja, wird der eine oder andere denken, wenn es sich doch um eine stille

[29] Das Einverständnis für die Veröffentlichung dieser Zeilen liegt dem Verfasser dieses Buches vor.

Geburt gehandelt hat kann man dass auch verstehen. Weit gefehlt. Abgesehen davon, dass während einer Schwangerschaft bereits schon über das Kind gesprochen wird, als ob es schon da wäre und es auch in der Familie schon seinen festen Platz hat, kommt es vor, dass auch ein Kind, das bereits zehn Jahre in eine Familie gehörte, kein Thema mehr ist.
Nun hatte der Verein Leben ohne Dich e.V.,[30] dessen Gründer auch die gleichnamige Internetplattform für verwaiste Eltern erstellt haben, zu einem Wochenend-Treffen nach Attendorn/Sauerland eingeladen, an dem sich die Mütter und Väter einmal persönlich kennen lernen konnten. Natürlich waren wir schon sehr gespannt darauf, ob wir die Menschen, die uns schon sehr vertraut schienen, „wieder erkennen" würden. Damit war nicht der visuelle Eindruck gemeint, sondern die Persönlichkeit jedes einzelnen.
Bisher standen ja immer die Schicksale im Vordergrund. Da war eine Mutter, die ein Mädchen zur Welt gebracht hatte, das nach über einem Jahr ärztlicher Behandlung noch im Krankenhaus verstarb. Da entdeckte eine Mutter ihren 11-jährigen Sohn plötzlich und aus ungeklärter Ursache tot im Bett. Eine Tochter verlor ihr Leben, weil ein Arzt einen schlechten Tag hatte und einen Herzkatheter falsch setzte. Ein Sohn sah plötzlich keinen Sinn mehr im Leben und hatte sich erschossen. Ein Vater tötete nach einem Streit seine kleinen Söhne. Schicksale, die betroffen machten, obwohl wir unser Kind ebenfalls verloren hatten.
Viele der anwesenden Teilnehmer waren von weit her angereist. Ob aus Berlin, Salzgitter, ja sogar aus Zürich und Basel waren die Mütter und Väter gekommen, die ein gemeinsames Schicksal verband; den Tod ihres Kindes.
Schon sehr früh waren wir an diesem Samstagvormittag von zu Hause losgefahren, um möglichst frühzeitig an dem Ort der kollektiven Trauerverarbeitung einzutreffen. Auch deshalb, um mit einer gewissen Gelassenheit der Zusammenkunft mit Menschen entgegen zu sehen, die mit uns ein vergleichbares Schicksal teilten. Das etwas

[30] Internetadresse: **www.leben-ohne-dich.de**

schmucklose Haus, das in erster Linie politischen Seminaren diente, lag etwas abseits einer größeren Ortschaft mitten in einer waldreichen Umgebung. In der Eingangshalle spürte man die nüchterne Zweckmäßigkeit dieses Gebäudes.
Wenn da nicht, etwas abseits vom Eingansbereich, jene kleine Sitzecke gewesen wäre, auf deren Tische kleine und große Kerzen etwas Wärme vermittelten, obwohl diese nicht einmal brannten. Hier hatte sich schon eine kleine Gruppe versammelt, die leise miteinander sprach während eine junge Frau damit bemüht war, ihre Tränen aus den Augen zu wischen. Jeder dieser Anwesenden trug ein kleines Namensschild, so dass es leicht fiel, die Namen, die einem aus dem Internet schon vertraut schienen, den Gesichtern zuzuordnen. Einige dieser Menschen schienen sich schon persönlich zu kennen, denn sie tauschten schon Erinnerungen aus. Wir nahmen in dieser noch kleinen Runde Platz und versuchten den Gesprächsfaden aufzunehmen, nicht aber ohne das Anreisen weitere Mütter und Väter interessiert zu verfolgen. Noch schnell eine Zigarettenpause für die Bedürftigen und dann öffnete sich der Raum, an dem nun unser Treffen stattfinden würde.

Zuerst war leise Musik zu vernehmen, die das Betreten des Raumes begleitete. In einem großen Oval angeordnet waren Stühle aufgestellt, während sich in dessen Mitte eine große Anzahl von Kerzen, Bildern, Blumen und einer kleinen Statue liebevoll angeordnet befanden.

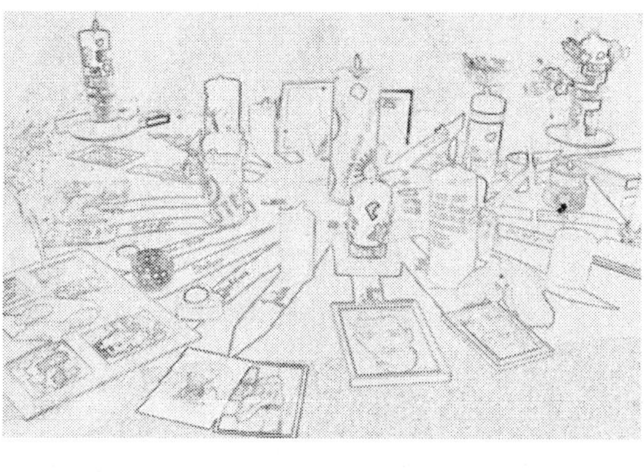

Der Eindruck war einfach überwältigend und jeder der Anwesenden verharrte mal mehr mal weniger lange vor den Bildern der einzelnen Kinder, bevor er in diesem Rund sichtlich bewegt Platz genommen hatte. Nun konnte jeder sehen und begreifen, dass das Foto seines geliebten Kindes neben vielen anderen Kindern seinen Platz gefunden hatte, aus dem es einfach nicht mehr wegzudenken, wegzuwünschen war. Dein Kind befand sich deutlich sichtbar in einem Kreis von Kindern, die auch gestorben waren. Gestorben manchmal zu einem Zeitpunkt, als das eigene Kind noch lebte und der Tod kein Thema war und in einer unendlichen Ferne zu sein schien. Man selbst, also als Mutter oder Vater, hatte jeder sicherlich schon von Zeit zu Zeit an den eigenen Tod gedacht.
Aber das eigene Kind doch nicht!
Daran ist doch einfach nicht zu denken! Da würden ja alle Hoffnungen und Wünsche für die Zukunft gleich mit sterben. Nein, dieser Gedanke wäre einfach zu unerträglich gewesen. Man würde doch bestimmt verrückt werden, wenn dieser Fall je eintritt, darüber waren wir uns schon immer im Klaren.

Und nun? Nun saßen wir in diesem Raum und blickten in ähnlich hoffnungslos blickende Augen und man war sich bewusst, dass das eine schicksalhafte Gemeinschaft war, die keiner der Anwesenden sich je gewünscht hatte und die doch so wichtig war, um den Tod seines Kindes ein Stück weit begreifbarer zu machen. Jedes der angesprochenen Schicksale bewegte auf eine ganz persönliche Weise. Plötzlich wurden diese Kinder, die uns namentlich schon vertraut schienen, authentischer in dem, was oft unter Tränen über sie erzählt wurde.
Mir selbst verschlug es anfänglich die Sprache, als ich von unserer Tochter berichten wollte. Da kam plötzlich das ganze Leid hoch, das man schon seit Monaten versucht hatte zu unterdrücken, damit andere Menschen das Leiden nicht miterleben müssen. Wofür auch, warum auch, sie konnten ja scheinbar nicht wirklich helfen, oder?

Da bestand ja die Möglichkeit, nicht mitreden zu können und sich am Ende vielleicht noch ein trauriges Gefühl einzufangen.

Oder war es die einzige Möglichkeit, es einem Menschen gleichzutun, der in einer seiner Filmrollen meinte: „*...wenn man einen geliebten Menschen verliert, muss man sich selbst auch eine zeitlang von den Menschen verabschieden...."*
Hier in diesem Kreis der Betroffenen brauchte sich keiner verstellen, keiner zu schämen, keiner zu schauspielern. Hier waren alle ehrlich betroffen und es war zu spüren, dass diese Betroffenheit nicht nur dem eigenen Kind galt.

Eine der ebenfalls anwesenden Mütter hatte sich nach diesem stellenweise sehr emotionalem Wochenende hingesetzt und ihre Gedanken und Empfindungen niedergeschrieben, die ich hier unverändert und ungekürzt wiedergeben möchte.

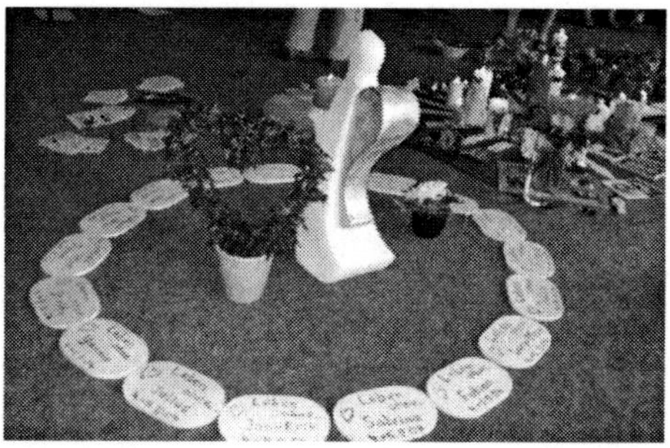

Rückblick aus der Sicht einer "neuen" Mutter[31]

Für ca. die Hälfte der insgesamt 24 Eltern wurde es zur spannenden ersten Begegnung mit anderen Betroffenen, die man bisher nur durch Texte, oder namentlich, auf den LoD-Seiten[32] erleben konnte. Alle anderen freuten sich auch auf eine Widerbegegnung im vertrauten Kreis.

---

[31] Die Verfasserin dieses Beitrages ist mit der Veröffentlichung einverstanden.
[32] Anmerk.: Leben ohne Dich

Aus den schnellen, virtuellen Datenbahnen wurden nun bis zu 600 km lange mühsame Autobahnen oder Schienenwege, auf denen Eltern aus der Schweiz, Berlin, München, Nürnberg, Marburg, aus Richtung Karlsruhe und dem Ruhrgebiet, mit ihren toten Kindern im Verborgenen, nach Attendorn reisten. Wie begegnet man sich, wenn Wieder erkennen nicht möglich ist, die Wartenden noch namenlose Fremde sind? Angeheftete Namensschilder halfen zunächst, sich vorsichtig anzusprechen. Noch fehlten die Namen der Kinder, die uns eigentlich hierher geführt hatten.

Ein Kreis mit Stühlen umschloss eine Sonne auf einem blauen Tuch. Dort konnte man die Namen der Kinder lesen. Strahlen waren sie, wie sie es für jeden von uns, für kurze oder lange Zeit, im Leben sein durften. 18 Strahlen zeigten ins Unbestimmte, trafen uns dabei auf ihrem Weg.
All diese wunderbaren Kinder spürte man nacheinander im Kreis, wenn ihre Eltern ihnen mit Tränen, bewegten Stimmen und Gesten eine Gestalt gaben. Ein Licht wanderte dabei von Hand zu Hand. Es war gut, am Ende des beliebig langen Erinnerns, für jedes verlorene Leben eine Kerze bei den Kinderstrahlen anzuzünden. Im Raum wuchs mit diesem Leuchten die Kraft, die wir brauchten, um danach aufzustehen und aus dem Schutz des Kreises aufzubrechen. Nun gelang es uns auch besser, uns zu erkennen. Unsere Kinder waren unsere Vermittler, schlossen Lücken.

Kleine gemeinsame Rituale wurden möglich, Botschaften für die Ballonreise in den Himmel für jedes verlorene Kind vorbereitet, Gedichte und Texte zum Leben und zum Tod gelesen. Gefäße für Blumen für jedes Kind bemalt und Briefe zum Erinnern an die durchlebten Gefühle und Gedanken, adressiert an uns selbst, geschrieben als Versuch, Wandlung deutlich zu machen. Mit bewegten Stimmen sangen wir laut oder lautlos "Bridge Over Troubled Water", ein Song, der für viele von uns eine besondere Bedeutung bekommen hat.

Eine Zeit lang wurde dem weiblichen und dem männlichen Trauern ein separater Raum gegeben. Vielleicht hilft das

Vätern und Müttern, sich besser zu verstehen, toleranter miteinander zu sein. Kleine Veränderungen erfahren wir jeden Augenblick beim Reden, Zuhören, Begreifen oder Nachspüren. Durch die ausgesprochene Liebe zu unseren Kindern konnten wir dann in den Pausen, beim gemeinsamen Essen, oder am Abend im Kaminzimmer, leichter miteinander umgehen. Leise und laute Gespräche, Scherzen und Lachen waren zu hören. Warm war nicht nur das Feuer im Kamin. Kurz wurde die Nacht für einige von uns.

Kein verunsicherter, kritischer Blick störte. Alle kannten hier die belastenden Momente unseres Lebens nur zu gut, die der Rest der Nacht oder der kommende Tag unausweichlich bringen würde. So war er immer wieder präsent, der unbeschreibbare Schmerz. Ungefragt war er da, im Kreis um die Sonnenstrahlen, in der zwanglosen Runde. Hände und Gesten sprachen behutsam von wohltuender Anteilnahme und Verstehen.

Am Sonntagmittag wölbte sich draußen über uns ein blauer Himmel. "Eins, zwei, drei..." unsere Kartengrüße schwebten gemeinsam hinauf, zufällig begleitet vom Läuten der Glocken aus dem nahen Ort.

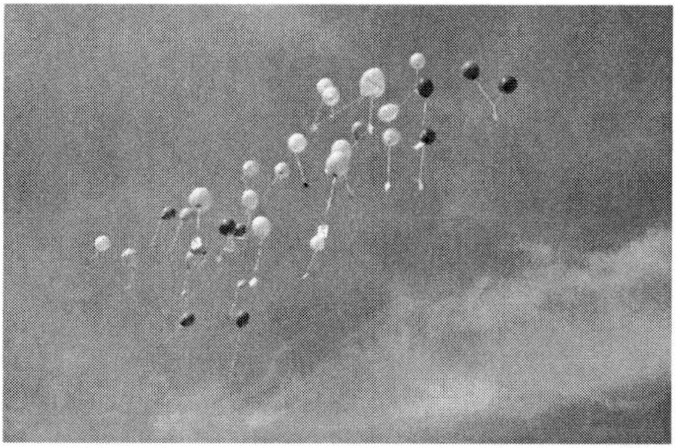

Ob die Luftballons wohl ihr gewünschtes Ziel erreicht haben? Oder bist du in der Nähe, geliebte Seele, geliebter Engel?

Unser Sehen und Denken ist so begrenzt. Wer konnte wohl den sehnsüchtigen bunten Himmelsbotschaften in die unendliche Weite folgen? Unser Glauben? Ich bin ratlos, aber nicht allein. Es war nicht einfach, nach so einem anstrengenden Wochenende nach Hause zu fahren, wieder in die Normalität des Alltags zu wechseln. Der Abschied von neuen oder alten Bekannten fiel nicht leicht. Mehr Zeit wäre gut gewesen. Doch es gibt ja die Datenautobahnen mit dem guten Gefühl, wertvollen und liebenswerten Menschen begegnet zu sein, die nun ein Gesicht haben und die Chance, sich wieder zu treffen.

Soweit der persönliche Eindruck dieser Mutter, die selber knapp 600 km gefahren war, um an diesem Treffen teilzunehmen.

Als die Ballons dem Himmel entgegen schwebten, erinnerte ich mich an eine Schilderung,[33] bei der es ebenfalls um Luftballons ging. Eine Mutter, die um ihren toten Sohn trauerte, hatte darin folgende Situation beschrieben:

Gestern Abend, als es schon dunkel war, haben sich meine Eltern, Schwestern und ihre Kinder sowie meine Freundin mit mir auf dem Friedhof getroffen. Wir haben am Grab meines Sohnes 13 Luftballons mit brennenden Wunderkerzen steigen lassen. Es war für mich ein symbolischer, lichtvoller Gruß von hier nach dort, wo mein Kind jetzt ist und es sah wunderschön aus, wie die Ballons mit den brennenden Wunderkerzen Richtung Himmel geflogen sind. Einer der Anwesenden hat die Lichtpunkte fotografiert und auf einem Foto sieht die Anordnung der Lichter aus wie ein fliegender Engel. Das war für mich das Zeichen von meinem Sohn, auf das ich den ganzen Tag gewartet hatte. Er war da, die lichtvollen Grüße sind bei ihm angekommen und er hat sich darüber gefreut.

---

[33] Namen und andere Hinweise der beteiligten Personen wurden von mir geändert.

Zwischen „Knöllchen“ & „Knolle“.

Mit dem Zeitungsartikel, in dem ich über das Treffen der verwaisten Eltern ausführlich berichtet hatte, traten wir mit unserer Trauer an die Öffentlichkeit. Menschen, die selbst von diesem Schicksal betroffen waren, schrieben uns anschließend, dass sich in diesem Beitrag ihre eigenen Erfahrungen und Gefühle widerspiegelten. Andere Menschen, also „Nichtbetroffene“, zogen es in den meisten Fällen vor, sich darüber nicht zu äußern. Aber vielleicht hatten sie diesen Artikel ja auch nicht zu Gesicht bekommen.

Es gab aber auch Menschen, die es für richtig hielten, dass dieses Thema in der Öffentlichkeit nicht mehr länger tabuisiert wird.
Dazu zählten wohl auch einige Verantwortliche des WDR-Fernsehens[34]. Ich hatte schon nicht mehr an diesen Artikel gedacht, als eines Morgens ein Journalist[35] dieses Senders anrief und danach fragte, ob wir uns bereit erklären würden, mit diesem Thema auch in einer Nachmittagssendung des WDR´s mitzuwirken.

Für einige Sekunden verschlug es mir förmlich die Sprache. Ich kannte dieses Gefühl und hatte es immer dann bekommen, wenn sich Menschen unserer „Sache“ annahmen. Blitzartig war meine Kehle wie zugeschnürt, und ich verspürte wie mir die Tränen in die Augen schossen. Zum Glück besitzen wir kein Bildtelefon, dachte ich so bei mir, während ich darum bemüht war, meinem Gesprächspartner diese Gefühlsregung nicht anmerken zu lassen.
„Ich würde mich freuen, wenn dieses Thema in Ihrer Sendung zur Sprache käme“, hörte ich mich mit einer mir fremd klingenden Stimme sagen und bat um einen kleinen Moment

---

[34] Westdeutscher Rundfunk mit Sitz in Köln, aber Studios u.a. in den Städten Köln und Düsseldorf um einige zu nennen.
[35] Frank Wolters, freier Journalist der u.a. auch für den WDR berichtet.

Geduld, weil mir anscheinend die seelische Verfassung einen Streich spielen wollte.
Nach einer Weile führten wir die Unterhaltung wieder fort und legten die Vorgehensweise und die Termine fest. Als erstes würde ein Kamerateam uns zu Hause besuchen, um einen Film zu drehen, der den Zuschauern etwas über die Geschichte unseres Kindes vermitteln sollte. Danach würde es einen Sendetermin geben, wo wir im Anschluss nach dem Filmbeitrag, live im Studio über unser Leben nach dem Tod befragt würden. Ich willigte ein, ohne mir schon Gedanken darüber zu machen, was da auf uns zukommen könnte. Wenige Tage danach besuchte uns das Aufnahmeteam. Es lief alles viel besser als wir ursprünglich gedacht hatten, nicht zuletzt auch deshalb, weil wir es mit sehr einfühlsamen Menschen zu tun hatten. Nun waren wir gespannt darauf wie uns der Liveauftritt „bekommen" würde.

Mit gemischten Gefühlen betraten wir an einem sonnigen Herbstnachmittag das direkt am Rhein gelegene WDR-Gebäude. Die imposante Eingangshalle mit den zwei gläsernen Aufzügen wirkte schon sehr beeindruckend auf uns. Schließlich war es unser erster „Fernsehauftritt" der uns nun in Kürze bevorstand. Nach einer Überprüfung in der Besucherliste kam ein junger Mann auf uns zu, der wohl mit der Betreuung von Gästen beauftragt war. Sogleich kam ein uns bereits bekanntes Gesicht mit einem Lächeln auf uns zu.

René le Riche, der männliche Part des Moderatorenduos, hatte uns erblickt und begrüßte uns freundlich noch in der Eingangshalle. Sicherlich war er auch erleichtert darüber, wie locker wir ihm gegenüber auftraten. Später trafen wir dann noch auf seine sympathische Kollegin, Kirsten Ranf, um mit ihnen gemeinsam den Verlauf der Sendung zu besprechen. Dann verabschiedeten sie sich, um rechtzeitig, zum Beginn der Sendung, ins benachbarte Studio zu gelangen.

Zwischenzeitlich waren wir auch mit Dr. Bodo Fritsche, dem Mitbegründer des Vereins Leben ohne Dich e.V. zusammengetroffen, den wir bereits von einem früheren Kennenlerntreffen her persönlich kannten.

Derweil wurden wir von einer Maskenbildnerin auf „Bildschirmtauglichkeit" geschminkt. Sie erzählte uns von den vielen Prominenten, die sie schon auf ihrem Stuhl zu Gast hatte. *„Ich sage den Politikern oft meine persönliche Meinung auch wenn sie nicht darauf hören".* Ergänzend fügte sie noch hinzu: „A*ber manche davon wären trotzdem nett."*
Nach einer kurzen Besichtigungstour Backstage, auf der uns Frank Wolters (*verantw. Journalist für den Filmbericht*) begleitete, bekamen wir die Möglichkeit, oberhalb der als Wohnung ausgestalteten Studiokulisse, einen Blick in die laufende Sendung werfen zu können. Danach ging es gleich in das mit zahlreichen Leuchten, Monitoren und Kameras ausgestattete Studio.

Noch lief die Sendung und wir beobachten die zahlreichen Menschen, die für eine solche Sendung erforderlich sind. An Vieles muss gedacht werden und Nichts bleibt dem Zufall überlassen. Und während die Moderatoren Hinweise per Handzeichen bekamen, wann ihr Einsatz beginnt oder zu Ende war, liefen bereits die Vorbereitungen für das nächste Thema auf Hochtouren. Jetzt noch der Bericht über die Knöllchen im Ausland.

Danach die Anmoderation von Rene´ le Riche über die Todesanzeigen von Kindern in den Tageszeitungen..... spürbare Betroffenheit in seiner Stimme..... *„wie gehen die Eltern damit um,.....heute ist ein Elternpaar hier, das das leben muss,..... Hier der Bericht über sie und ihre Tochter",*...... MAZ läuft.

Nun hieß es Platz nehmen auf der roten Couch, wie bereits besprochen. Hier das Moderatorenteam, dort die Eltern. Im Hintergrund hörte man deutlich die Stimme des Kommentators, während auf den großen Monitoren, die uns vertrauten Bilder liefen. Aufmunternde Blicke des Gegenübers ..... es wird angezählt....... wir hörten unsere Tochter Julia rufen: *„ Mama, Mama wo bin ich, such mich mal“*,... da war er der große Klos im Hals.

Dann leuchtete die rote Lampe auf und Kirsten Ranf, die Moderatorin stellte uns die erste Frage.
–Was wollte ich noch sagen? – Die Antworten kamen scheinbar von ganz alleine. –Wer sprach da? – Ist das deine Stimme? –Du hast den Satz begonnen, nun musst du ihn auch zu Ende bringen.–
Die nächste Frage kam, diesmal antwortete meine Frau. Sie wirkte so ruhig und hochkonzentriert und was sie sagte traf wirklich den Kern. Wieder ein aufmunternder - oder erleichterter - Blick vom Team und die nächsten Fragen. *„Was ist geschehen, womit sie schlecht umgehen können?“ „ Was bedeuten für sie Erinnerungen?“ „ Was ist verkehrt gelaufen am Todestag ihrer Tochter?“ „ Was würden sie sich im Umgang mit Freunden und Bekannten wünschen?“ „Können sie mit ihnen offen darüber sprechen?“ „Was geschah von offizieller Seite?“*
Deine Stimme sagt: *„Für ganz wichtig halte ich es, dass auch Kinder, die unsere Tochter persönlich gekannt haben, die Möglichkeit bekommen die Trauer auf ihre Art zu verarbeiten, denn ein Mensch, der fähig ist Liebe zu empfinden, ist auch fähig zu trauern, das trifft auch auf die Kinder zu.“*

Herr le Riche, der Moderator, bedankte sich für das Gespräch und ging zu Herrn Bodo Fritsche, um an ihn weitere Fragen über die Internetwebseiten von Leben-ohne-Dich e. V.[36] zu stellen. Diese Möglichkeit hatte man von der Sendeleitung her schon vorsorglich für den Fall eingeplant, falls uns während des Gespräches die Stimme einmal versagen sollte. Nach einigen Minuten der Fragen und ausführlichen

[36] Das gesamte Interview steht auf der Internetseite zur Ansicht zur Verfügung unter http://www.leben-ohne-dich.de/DUU_Clip.wmv

Antworten über das Leben von verwaisten Eltern begannen wieder die stillen Handzeichen, um nach mehr als 15 Minuten das Ende des Beitrages einzuleiten. Ankündigung von Frau Ranf eines Beitrages über Ostseebilder. –War sie nicht viel ernster als sonst?– Kein Wunder, denn sie hatte gerade mitbekommen, wie nah doch der Papa von Julia am Wasser gebaut hat. (Anmerkung: Aber wirklich nur ganz kurz)

Große Erleichterung war im Studio zu verspüren, während der Beitrag von der Ostseefotografin über den Sender ging. Wir verabschiedeten uns von diesen beiden Menschen, die wir schon länger kannten, aber jetzt persönlich kennen lernen durften. Da hat es ganz schön gemenschelt und nicht nur bei uns. *„Vielen Dank, dass wir einmal so offen über uns... unsere Tochter Julia...über „Nichtbetroffene“ ... über verwaiste Eltern und über das Forum Leben-ohne Dich sprechen dürften!“*
Ein letzter Blick ins Studio......da ist es wieder, dieses Handzeichen.....noch drei...noch zwei.....eins und los...... Anmoderation zum Thema der Woche...die Knolle (Kartoffel).

Würden wir diesen Schritt in die Öffentlichkeit jemals bedauern müssen? Eine Frage, die sich sicherlich erst nach einigen Jahren wirklich beantworten ließe. Aber soviel stand schnell fest, unsere Worte waren „angekommen“ und hatten manchen dazu veranlasst, direkt im Anschluss an diese Sendung seine persönlichen Empfindungen schriftlich zum Ausdruck zu bringen. Da hieß es u.a in den Schreiben:

.....euer Auftritt heute war so unglaublich souverän - ich hab noch nie ein nur annähernd so gutes, sachliches, informatives und Brücken bauendes Gespräch von verwaisten für nicht verwaiste Eltern gesehen - ohne Anklage - mit so weit ausgebreiteten Armen! Wie schwer, traurig und kräfteraubend der Dreh für euch gewesen sein muss, kann ich wohl nur erahnen!........

.....auch ich habe mir eben die Sendung angeschaut und ich muss sagen, dass ihr das echt gut gemacht habt. Ihr habt so viel Mut gezeigt damit an die Öffentlichkeit zu gehen. Ich danke euch dafür, denn ihr habt, denke ich, mal für uns alle mitgesprochen......

.....wir haben die Sendung zufällig gesehen und gebannt jedem eurer Worte zugehört. Ohne zu übertreiben können wir sagen, dass es ein wirklich sehr bewegender Beitrag und ein außergewöhnliches Interview war, was ein besonderes Ereignis im sonst so seichten Fernsehprogramm darstellt. Wir fühlen auch als nicht selbst Betroffene mit euch! ....

.....jeder zieht ja immer sein eigenes Fazit, nach solchen Sendungen. Ich für mich kann sagen: JA, Ihr habt mich von Herzen berührt. Ihr habt mich im Herzen berührt! Eure Worte sind so klar bei mir angekommen. Ich habe wirklich noch nie ein so gutes, deutliches, klares und doch so gefühlvolles Zeichen von betroffenen Eltern im Fernsehen gesehen. Ich fand einfach, es hat alles so ungeschminkt gewirkt, so echt, nicht vorgeschrieben. Und ihr konntet trotz der viel zu kurzen Zeit so viel mitteilen. Selbst die Leute im Studio waren ja tief, tief berührt. Danke!!

Wenn das nicht Mut machte zum Weitermachen. Natürlich war uns bewusst, dass sich in den meisten Fällen Menschen geäußert hatten, die aus ganz „persönlichen" Gründen „ihre" Gedanken und Gefühle offen ausgesprochen fühlten. Aber auch Menschen, die auf Grund ihres Berufes mit dem traurigen Thema vertraut waren. Ihnen allen aus „der Seele" gesprochen zu haben, gab uns für einige Zeit ein Gefühl von Zuversicht und Selbstvertrauen. Ein Gefühl, dass uns seit dem Tod unseres Kindes fremd geworden war. Bedeutete dies, dass wir in der Zukunft wieder eine Aufgabe hatten? Eine Aufgabe zwar, aber ganz anders als die eines Elternpaares das sein Kind groß zieht? Eine Aufgabe als verwaiste Eltern, die mit ihren Empfindungen und Erfahrungen an die Öffentlichkeit gingen, um vielleicht etwas zu „bewegen" was eigentlich jeder Mensch in sich trägt, in

sich tragen sollte? Die Fähigkeit menschlicher Anteilnahme und das Gespür für die richtigen Worte in Momenten unbeschreiblicher Trauer anderer Menschen. Denn beides hatten wir manchmal vermisst und uns sehnsüchtig gewünscht.
Was hatte sich doch schon alles seit dem Tod unseres Kindes verändert?
Mit jedem Tag ohne unser Kind kam es uns ins Bewusstsein, dass sie nie wieder zurückkommen würde. Und doch war es so unbegreiflich wie am ersten Tag.

„Das Begreifen über den Tod seines Kindes ist wohl gleich einem Vogel, der täglich seinen Schnabel am größten Gebirge der Welt wetzt. Erst wenn durch diese Handlung das Gebirge gänzlich abgetragen wurde, erst dann ist ein erster Schritt auf dem langen Weg des Begreifens getan.“

Nein, wir würden es wohl niemals begreifen, dass unser Kind nicht mehr lebt, und es sicher immer vermissen, so lange wir noch denken können.
Nun mussten wir erst wieder lernen, ohne sie zurechtzukommen, wie viele andere Mütter und Väter mit uns.

„Mein liebes Kind, um wie viel einfacher war es für uns, als Du uns noch an die Hand genommen und uns den Weg gezeigt hast... Jetzt müssen wir den Weg alleine gehen... Wir könnten Dich wirklich gebrauchen... Du fehlst!!!"

Tag der Sternenkinder.

Worldwide Candle Lighting

Kerzen leuchten weltweit

am 2. Sonntag im Dezember um 19.00 Uhr.

In jeder Zeitzone, überall in der Welt
sind Menschen eingeladen,
um 19.00 Uhr eine Kerze anzuzünden,
um aller verstorbenen Kinder zu gedenken
- damit ihr Licht immer scheinen wird.

Betroffene Eltern, Geschwister, Freunde und Verwandte
stellen an diesem Tag eine Kerze ins Fenster.
Wenn die Kerzen in der einen Zeitzone niederbrennen,
werden sie in der nächsten angezündet.
So wird für die Sternenkinder
24 Stunden lang,
eine Welle von Licht um den Globus wandern und es entsteht
weltweit eine Lichterkette.

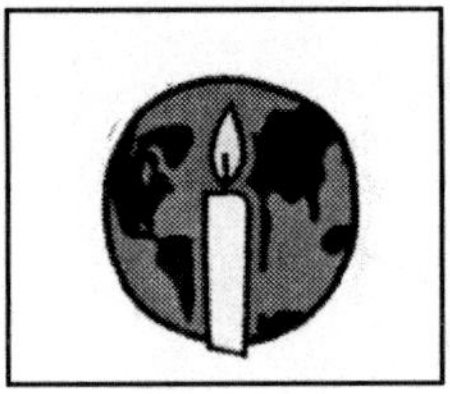

Danksagungen.

Dieses Buch ist jenen Müttern und Vätern gewidmet, die ebenso wie wir, ihr Kind verloren haben. Vieles, an eigenen Gedanken und Gefühlen habe ich in ihren Worten bestätigt gefunden bzw. stellenweise wiedergeben. Unser Dank gilt ganz besonders ihnen, aber auch Tina & Bodo Fritsche, die mit der Gründung von Leben ohne Dich e.V. vielen betroffenen Menschen eine Zuflucht geschaffen haben, ohne die das ohnehin schon schmerzliche Leid oft unausgesprochen und ungehört bleiben würde.

Auch wenn die Beweggründe ursprünglich beruflicher Natur waren, danken wir Pastor Rainer Schumacher, Herrn und Frau Kessler (Steinmetz) für ihre ganz persönliche Betreuung und der großen Geduld die sie zeitweise mit uns hatten, sowie meinem Bruder Manfred und seiner Frau Astrid, die daran mitwirkten, dass unser Kind einen ganz besonderen Grabstein bekommen hat. Danken möchten wir auch den Menschen, die uns mehr ihr Mitgefühl und weniger ihr Mitleid spüren ließen.

Maßgeblich an unserer Entwicklung und Trauerverarbeitung war aber Frau Gries-Dahlmann (Psychologin) beteiligt. Erst das gemeinsame Gespräch mit ihr führte schrittweise zu einer, wenn auch nicht ständig bestehenden, lebensbejahenden Einstellung zurück.

Ihr sensibles Vortasten, Provozieren und Zuhören erlaubte uns vieles, was uns bisher belastet hatte, in einem anderen Licht zu sehen. Auf Grund des Todes unserer Tochter fühlten und fühlen sich einige, bisher für uns nahe stehenden Menschen, nicht mehr in der Lage, so ungezwungen mit uns umzugehen, wie sie es vor dem Tod unseres Kindes taten. Hier half unsere Psychologin, indem sie, bedingt durch ihre unabhängige und neutrale Stellung, eine Art Moderationsfunktion eingenommen hatte.

Ein ganz besonderes Dankeschön gilt Karin, der Mutter von Franz Guse (+ 2002), der mit 17 Jahren durch einen Motorradunfall sein Leben verlor. Karin malte das farbige Bild auf der Umschlagseite, das folgenden Titel trägt „Weg der Hoffnung“.

dpa - So 26. Dez 05:54
Bei einem schweren Erdbeben auf der indonesischen Insel Sumatra sind am Morgen mehrere Menschen verletzt worden. Ein Bewohner des betroffenen Gebiets berichtete einem Radiosender, durch eine Flutwelle seien neun Menschen getötet worden.

In stillem Gedenken der zahlreichen Opfer die am 26. Dez. 2004 auf Grund einer Naturkatastrophe in Südostasien ihr Leben verloren haben und dessen schrecklicher Umfang erst in den folgenden Tagen und Wochen deutlich wurden.[37/38]

ap - So 02. Jan. 2005
Kaum noch Hoffnung für tausende Tsunami-Vermisste.
Eine Woche nach der schwersten Naturkatastrophe seit Menschengedenken gibt es kaum noch Hoffnung für tausende Vermisste. Die Vereinten Nationen rechnen mit 150.000 Toten; nach amtlichen Angaben der Behörden in den elf betroffenen Ländern wurden bisher mehr als 123.000 Leichen geborgen.
Auf Sumatra, das am 26. Dezember sowohl von direkten Auswirkungen des Seebebens der Stärke 9,0 als auch von der folgenden Flutwelle heimgesucht wurde, wurden bisher mehr als 80.000 Tote geborgen.
Auch für die in Thailand vermissten Deutschen gibt es nach Auffassung eines deutschen Katastrophenhelfers kaum noch Hoffnung. «Nach den uns vorliegenden Tatsachen dürfte es so sein, dass die Vermissten alle tot sind. Wenn sich die Zahl der Vermissten auf mehr als tausend belaufen sollte, kann man davon ausgehen, dass es mehr als tausend Tote sind.»

---

[37] Zum Zeitpunkt der Fertigstellung dieses Buches stand die endgültige Anzahl der Menschen, die am 2. Weihnachtstag 2004 dieser schrecklichen Katastrophe zum Opfer fielen nicht fest.

[38] Stiftung RTL - Wir helfen Kindern e.V. Stadtsparkasse Köln (BLZ: 370 501 98) Konto-Nr. 15 15 15 15 Stichwort: Flutopfer Asien

ANLAGE

DIE TRAUERANSPRACHE

Liebes Elternpaar, liebe Angehörige von Julia, liebe Kinder aus der 3c und alle, die mit Julia in Freundschaft verbunden waren.
Da ist niemand unter uns, der nicht erschrocken war, als die Nachricht von Julias Tod so plötzlich und mit so großer Macht über uns hereinbrach.
Da ist niemand unter uns, der nicht herausgerissen worden wäre aus seinem Alltagsleben. Seit diesem Mittwochmorgen ist für jeden von uns ganz plötzlich alles ganz anders geworden.
In wie vielen Köpfen sind seit Mittwoch die Gedanken unterwegs gewesen und haben nach der letzten Begegnung mit Julia gesucht.

Jede Begegnung bekommt ein anderes Gewicht. Wir spüren, wie jedes Wort, das wir uns zusprechen, jeder Gruß, den wir uns von der einen Straßenseite zur anderen zurufen, der letzte sein könnte.
Da sind so viele Tränen geweint worden. Da ist so viel Traurigkeit in uns allen.
Auch Angst ist in diesen Tagen dabei gewesen - auch in mir. Angst vor dieser Stunde jetzt, vor den Minuten an diesem Sarg. Angst vor dem Weg, den wir gleich gehen werden aus dieser Halle heraus.
Doch ich bin neben aller Trauer, allem Schrecken, aller Angst in einer seltsamen und schönen Weise auch getröstet

Ich bin getröstet durch die Gespräche, die wir miteinander hatten, liebe Eltern von Julia. Ich bin getröstet durch die Klassenkameraden, die ihre Freundschaft zu Julia in so liebevoller Weise ausdrücken konnten. Ich bin getröstet durch die Verbundenheit, die so viele Menschen in so aufrichtiger Weise Ihnen, den Eltern entgegenbringen. Ich bin getröstet, weil es uns gelingt, miteinander zu trauern. Das ist ein hohes, hohes Gut.
Niemand hat es sich so gewünscht. Lieber wären wir jetzt in der Schule oder bei der Arbeit oder beim Einkaufen. Und

doch ist es, nach allem, was passiert und nicht mehr zu ändern ist, jetzt gut, dass wir zusammen sind, weil wir in dieser Stunde auch zusammengehören. Nur gemeinsam können wir uns vergewissern. Und nur gemeinsam können wir Wege finden, um mit diesem Sterben zu leben.
Wir gehören zusammen und niemand von uns ist jetzt alleine. Das schenkt mir Ruhe und das hilft mir auch, Worte zu finden, wo eigentlich nur Schweigen wäre und es hilft zu hören, wo eigentlich nur Raum wäre für eigene Gedanken.
Ja, unsere Gedanken! Sie sind bei Julia. Wir sehen sie vor uns beim Spielen oder in der Schule, beim Sport oder auf der Straße, in ihrem Zimmer oder auf dem gemeinsamen Schulweg.
Wir denken zurück an ihre Freundlichkeit und ihre Fröhlichkeit. Wir erinnern uns, dass sie auch ein Kind mit ganz viel Selbstvertrauen und einem starken Willen war.
Dass sie einen ganz festen Platz in der Klassengemeinschaft hatte und eine gute Freundin für viele von euch Mädchen und Jungen war, das konnte ich spüren, als ich am Donnerstag bei euch in der Klasse war. Beim Ballett und wo auch immer wird es nicht anders gewesen sein.

Wisst ihr, liebe Kinder und liebe Angehörige – das möchte ich euch gerne sagen: Was wir an Gutem und Schönem mit diesem Menschen erlebt haben, das kann uns niemand wieder wegnehmen. Wir können es nicht wiederholen und noch einmal erleben. Doch alles, was war, das tragen wir weiter in unseren Herzen und das wird dort immer einen ganz festen Platz behalten. Julia wird dort ihren Platz behalten.
Doch nicht nur in unseren Herzen lebt sie weiter. Sie, liebes Elternpaar, haben sich gewünscht, dass die Taufkerze von Julia heute Morgen hier brennt.

Zum ersten Mal brannte sie, als Julia am 31. Juli 1994 in der Christuskirche getauft wurde.
Was auch immer unsere eigene, ganz persönliche Einstellung zu Gott und dem Glauben an ihn ist – ob wir an ihn glauben oder nicht glauben können – ob wir mit ihm rechnen oder

nicht rechnen können – ob wir ihn verstehen oder nicht verstehen können –
für Sie, die Eltern von Julia ist eins ganz, ganz wichtig: Nämlich, dass für Julia selbst Gott keine Idee war, keine Erfindung von uns Menschen, sondern Wirklichkeit. Die Christuskirche, so habe ich Sie, liebe Eltern verstanden, das war ihre Kirche.

Ich bin Pastor. Und meine Aufgabe ist es, über Gott zu sprechen.
Manchmal fällt es mir sehr schwer, über Gott zu sprechen. Heute ist so ein Tag, an dem es mir schwer fällt. In dem, was am Mittwoch passiert ist, kann ich Gott nicht erklären. Ich kann ihn auch nicht verteidigen oder in Schutz nehmen.
Ich wünschte mir, er würde sich uns erklären. Und ich hoffe, dass er das eines Tages auch tut und uns sagt, an welcher Stelle er denn am Mittwoch für Julia und für uns alle der gute Hirte war.

So lautet der Taufspruch von Julia: „Der Herr ist mein Hirte, mir wird nichts mangeln.“ (Psalm 23,1)
Ich bin mir mit den Eltern von Julia einig, dass wir trotz unserer Fragen einen Moment bei diesem Bibelwort bleiben und nachspüren, was es mit Julia zu tun hat.
Wenn wir das tun, dann wird uns, je länger wir es tun um so deutlicher, dass dieses Wort tatsächlich stimmt. „Der Herr ist mein Hirte, mir wird nichts mangeln.“ So lange das Leben von Julia währte – so lange es währte, stimmt dieses Wort vom ersten bis zum letzten Augenblick!

Julia hat in den neun Jahren ihres Lebens an jedem einzelnen Tag so behütet, so beschützt und so geliebt gelebt, wie manches Kind es sich nur ersehnen kann.
Julia hat eine Mutter und einen Vater gehabt, die sich ihrer Bedeutung als Eltern voll bewusst waren. Julia hat Eltern gehabt, die ihrem Kind alles, alles gegeben haben, was Eltern einem Kind nur geben können.
Es hat Julia wirklich an nichts gemangelt. Für das Leben von Julia stimmt der Psalm 23 voll und ganz und nichts von dem,

was er bedeuten könnte ist in ihrem Leben unerfüllt oder offen geblieben.

Und der 9. Juli, der vergangene Mittwoch?

Euch, den Mädchen und den Jungen aus der Klasse 3c bin ich am Donnerstag die Antwort auf eine Frage schuldig geblieben. Auch die Eltern von Julia möchten, dass ich sie euch jetzt beantworte. Als wir zusammen in der Christuskirche waren, fragtet ihr, ob Julia gelitten habe.
Ich darf euch versichern, dass Julia nicht gelitten hat und dass sie nichts gespürt hat. Sie war auch nicht traurig als sie starb, sondern sie ist als das glückliche Mädchen gestorben, als das ihr sie kanntet.
Bis zum allerletzten Augenblick war Julia ein fröhliches Kind gewesen. Und „wenn es irgendjemanden gibt, dem ich deshalb danken könnte“, so haben Sie, lieber Herr Todtenhausen in einem unserer Gespräche gesagt, „dann möchte ich ihm dafür danken, dass sie aus eine glücklichen Gemeinschaft heraus starb.“

Vielleicht – vielleicht ist in allem Leid und in aller Trauer das der Punkt, für den es Gott zu danken gilt.
Es ist so: Für das gemeinsame Leben mit Julia können wir nur danken. Für unsere Erlebnisse und Erfahrungen mit ihr können wir nur danken.
Dass wir mit ihrem Sterben leben können, dass wir es lernen, mit ihrem Sterben zu leben, darum können wir nur bitten. Nach allem, was ich über Julia in diesen wenigen Tagen erfahren habe, glaube ich, dass sie es sich so wünschen würde.
Wichtig ist aber, dass wir beieinander bleiben und dass wir uns weiterhin die Treue geben, die in all den gemeinsamen Jahren das Leben ausmachte.
In der Tatsache, dass Julia sterben musste, fällt es mir schwer, in Gott den Hirten zu erkennen.

Trotzdem möchte ich und kann ich auch mit dem Gedanken schließen, mit dem der Psalm 23 endet. Da heißt es im letzten

Vers: „Gutes und Barmherzigkeit werden mir folgen mein Leben lang, und ich werde bleiben im Hause des Herrn immerdar."
Da nun bin ich mir gewiss: So wie das Leben von Julia ein gutes Leben war, so glaube ich sie nun geborgen in Gottes Händen.
Der alte Kirchenvater Augustin hat einmal gesagt: „Unsere Toten sind nicht abwesend sondern nur unsichtbar. Sie schauen mit ihren Augen voller Licht in unsere Augen voller Trauer."
Amen.
Und der Friede Gottes, der höher ist als unser Verstehen, bewahre unsere Herzen und Sinne in Christus Jesus. Amen.
Pfr. Rainer Schumacher *14. Juli 2003*

Spirale der Einflüsse

Eine Gefühlsspirale und deren unterschiedliche Gründe, die über das augenblickliche Befinden mitentscheiden konnten.

- Intensive Gespräche über Ereignisse, Gefühle, Perspektiven in der Familie.
- Besuch von bzw. bei Freunden und umfassende Gesprächsthemen mit ihnen.
- Ehrliche und einfühlsame Anteilnahme von Bekannten.
- Urlaubsplanungen an Orte, in denen wir noch niemals mit unserem Kind waren.
- Grabsteingestaltung und Auftrag.
- Berufliche Ereignisse.
- Ehemalige Schülerinnen und Schüler am Grab unseres Kindes.
- Eingehaltene Versprechen.
- Das Buch über das Leben danach fertigzustellen.
- Einfach zu wenig, viel zu wenig.

- Erinnerungen an unser Kind aus glücklichen Tagen.
- Jeder Tag, d.h. täglich an dem uns bewusst wurde, dass unser Kind gestorben ist.
- Besondere Festtage wie Weihnachten, Ostern, Muttertag, Geburtstage etc.
- Ehemalige Schülerinnen und Schüler am Grab.
- Unsensible und unbedachte Aussprüche einiger Zeitgenossen.
- Nicht eingehaltene Versprechen
- Besuch von bzw. bei Freunden und oberflächliche Gespräche mit ihnen.
- Mangelnde bzw. aufgesetzte Anteilnahme besonders von jenen Menschen denen unser Kind besonders nahe stand als es noch lebte.
- Musik, TV-Sendungen, Werbung, Speisen, Orte, Plätze usw. ,die unser Kind liebte.
- Dinge wie Vogelzwitschern, Sonnenschein, blühende Bäume.
- Aufgesetzte Fröhlichkeit einiger Mitmenschen um uns heiter stimmen zu wollen.
- Texte verfassen, die unmittelbar mit unserem Kind zu tun haben.
- Gedanken und Gefühle über mangelnde Lebensfreude bzw. Zukunftsperspektiven.

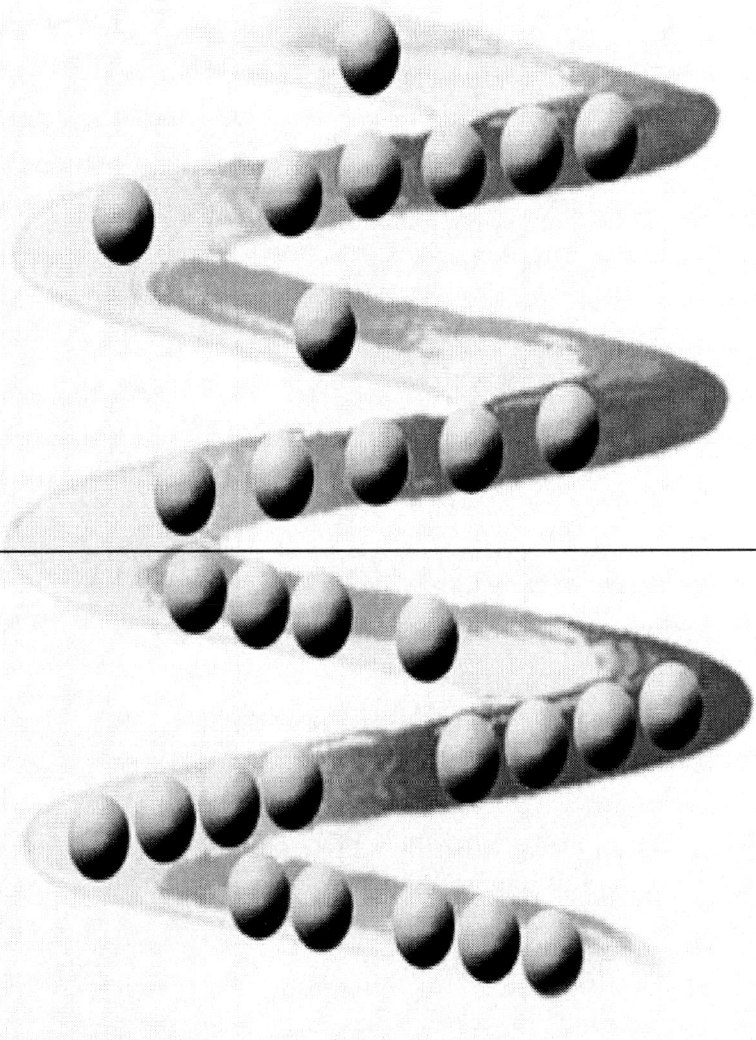

Hotlines, Links und Informationen[39]

Internetwebseiten:

www.leben-ohne-dich.de[40]

www.lalelu-homepage.de

www.muschel.net

www.verwaiste-eltern.de

Verwaiste Eltern Hamburg e.V.

Trauerseminare, Trauerbegleitung für betroffene Familien. http://www.allesistanders.de

Alles ist anders ist ein Forum für junge Leute, die einen wichtigen Menschen verloren haben.

www.verwitwet.de

Hilfe für verwitwete Mütter und Väter

Notfall-Seelsorge (auch Suizid-Prävention):

Telefon-Hotline (kostenfrei, 24 h), auch Auskunft über lokale Hilfsdienste:

0800 - 111 0 111 (ev.)

0800 - 111 0 222 (rk.)

0800 - 111 0 333 (für Kinder / Jugendliche)

Email: unter www.telefonseelsorge.de

Deutsche Gesellschaft für Suizid-Prävention:

0921 - 283301

www.weisser-ring.de

Weißer Ring: Für Kriminalitätsopfer

01803 - 34 34 34 (bundesweit)

Telefonhilfe für Trauernde:

0700 - 70 40 04 00 „Lebensquelle Trauer" in Haan.

---

[39] Es wird ausdrücklich keine Garantie für die Richtigkeit dieser Angaben, bzw. über Inhalte der genannten Webseiten übernommen und erhebt keinen Anspruch auf Vollständigkeit.

[40] Leben ohne Dich e. V. Westkapeller Ring 21, 45481 Mülheim

Impressum

Druck : Hohnholt, Bremen
ISBN 3-00-015371-3

Computer-**A**uftrags-**D**ienstleistungen
Wolfgang Todtenhausen
Schützenstr. 26
58332 Schwelm
Tel: 02336- 914 914
Fax: 02336- 914 915
Mail: **woltomar@yahoo.de**
Mail: **todtenhausen@cad-dato.de**
Internet : **www.wt-traenenreich.de** (Buchbestellung)
Internet : **www.julia-todtenhausen.de** (Gedenkseite)

Buchempfehlung:

Autorin:	Eileen Kappeler
ISBN:	3-934839-03-7
Verlag:	Clavis
Kurzbeschreibung: 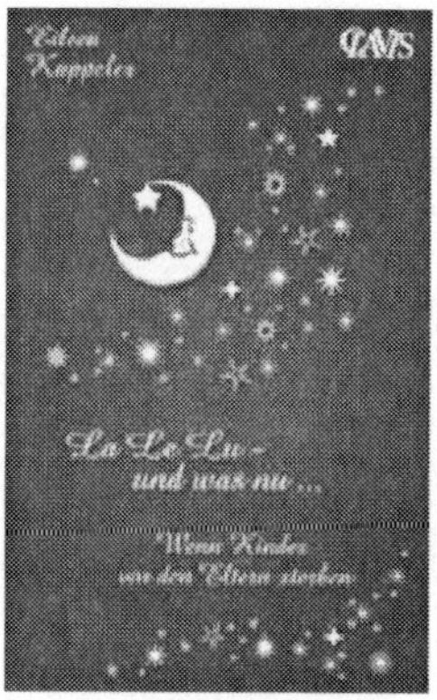	Ein Ratgeber über den Umgang mit sterbenden Kindern und deren Eltern im Krankenhausalltag. Das Buch wurde in enger Zusammenarbeit mit Eltern des LaLeLu-Projektes fertig gestellt und beinhaltet u.a. einige sehr einfühlsame Erfahrungsberichte, eine ausführliche Bücherliste, sowie eine Adressenübersicht von Selbsthilfegruppen in Deutschland, Österreich und der Schweiz.
Buchvertrieb:	Bücher auf Rädern Spohrstraße 41 60318 Frankfurt Telefon: 069-550507 Fax: 069-550509